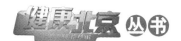

北京电视台《健康北京》栏目组/主编

TingDong Ninde Feifuzhiyan

听懂您的
肺腑之言

U0226404

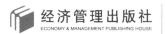
经济管理出版社
ECONOMY & MANAGEMENT PUBLISHING HOUSE

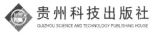
贵州科技出版社
GUIZHOU SCIENCE AND TECHNOLOGY PUBLISHING HOUSE

图书在版编目（CIP）数据

听懂您的肺腑之言 / 北京电视台《健康北京》栏目组主编 . —北京：经济管理出版社，2016.1
（健康北京丛书）
ISBN 978-7-5096-3421-9

Ⅰ . ①听… Ⅱ . ①北… Ⅲ . ①肺疾病—防治… Ⅳ . ① R563

中国版本图书馆 CIP 数据核字（2014）第 229235 号

图书在版编目（CIP）数据

听懂您的肺腑之言 / 北京电视台《健康北京》栏目组主编 . — 贵阳：贵州科技出版社，2016.1
（健康北京丛书）
ISBN 978-7-5532-0357-7

Ⅰ . ①听… Ⅱ . ①北… Ⅲ . ①呼吸系统疾病—诊疗 ②消化系统疾病—诊疗 ③肝疾病—诊疗 Ⅳ .
① R5

中国版本图书馆 CIP 数据核字 (2015) 第 007133 号

策划编辑：杨雅琳
责任编辑：杨雅琳　方　静　熊兴平
责任印制：黄章平
责任校对：陈　颖

出版发行：经济管理出版社
（北京市海淀区北蜂窝 8 号中雅大厦 A 座 11 层 100038）
网　　址：www.E-mp.com.cn
电　　话：（010）51915602
印　　刷：北京文昌阁彩色印刷有限责任公司
经　　销：新华书店
开　　本：720mm×1000mm/16
印　　张：14.75
字　　数：230 千字
版　　次：2016 年 3 月第 1 版　2016 年 3 月第 1 次印刷
书　　号：ISBN 978-7-5096-3421-9
定　　价：58.00 元

健康北京丛书编委会

专家介绍 ||||||||||||||||

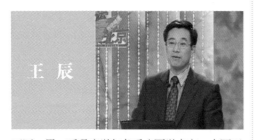

王辰

王辰，男，呼吸病学与危重症医学专家。中国工程院院士。中日友好医院院长，国家呼吸疾病临床医学研究中心主任，中华医学会呼吸病学分会主任委员。长期工作在临床一线，擅长于肺栓塞、肺动脉高压、呼吸衰竭、慢性阻塞性肺疾病、新发呼吸道传染病等呼吸疾病诊疗，成功诊断救治众多疑难危重的呼吸疾病患者。承担中央保健任务。培养大批呼吸与危重症医学专业人才，做出多项能够切实改善临床实践的重要科技创新。承担国家科技支撑、863、973计划及国家自然科学基金重点项目、卫生部行业科研专项等课题10余项。在《新英格兰医学杂志》、《柳叶刀》等国际期刊发表论著100余篇。作为第一位完成人获国家科技进步奖二等奖3项，省部级科技进步奖一等奖3项。获世界卫生组织控烟杰出贡献奖，何梁何利基金科学与技术进步奖。2013年当选中国工程院院士。2014年获授英国伦敦帝国理工学院医学部荣誉院士。

医科大学附属北京朝阳医院副院长、北京市呼吸疾病研究所副所长。主要从事呼吸危重症、呼吸内镜及其介入诊治技术的临床、教学和科研工作。兼任中国医院协会常务理事、中华医学会内科分会委员、中国医师协会呼吸医师分会常委、内镜医师分会副总干事；中华医学会呼吸分会感染专业组成员；国家卫生计生委合理用药专家委员会委员、国家卫生计生委内镜专家委员会委员、国家卫生计生委呼吸内镜培训基地主任、国家卫生计生委内镜培训基地考评专家；国家卫生计生委及北京市应急专家组成员；国家卫生计生委和北京市专科医师培训基地考评专家等职。国际移植与血液净化杂志副总编，中华结核和呼吸杂志、中华医学杂志英文版、中国呼吸与危重症杂志、国际呼吸杂志、中国医刊等杂志编委及审稿。2015年入选"科技北京"百名领军人才、2012年入选北京市"十百千"卫生人才"十"层次、2011年入选2.15北京市高层次技术人才——呼吸病学学科带头人、入选北京市医院管理局"登峰"、"杨帆"计划。作为负责人承担10余项国家级和省部级课题；在国内外发表文章120余篇，其中SCI收录文章40篇，参与编写专著10余部。作为主要完成人，获北京市科技进步奖一等奖两项、国家发明专利一项。曾荣获全国"五一"劳动奖章、首都"五一"劳动奖章、全国卫生系统先进工作者、北京市优秀共产党员等光荣称号；2007年7月被评为首都医科大学优秀教师、2012年被评为首都医科大学优秀工作者。

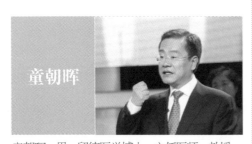

童朝晖

童朝晖，男，留德医学博士，主任医师，教授，博士生导师；享受国务院特殊津贴专家；首都

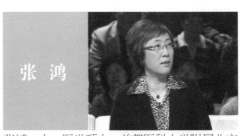

张鸿

张鸿，女，医学硕士，首都医科大学附属北京

朝阳医院呼吸与危重症医学科副主任医师。中国医师协会康复医师分会心肺康复专业委员会委员，《全国医疗服务价格项目规范》修订咨询专家，"健康管理社区行—城市社区全科医生培训"讲师，朝阳区健康素养讲师团讲师，2008年被中央电视台科教节目制作中心聘为科教片科学顾问。作为国家卫生计生委（原卫生部）全国医疗服务价格项目规范专家工作组成员，参加制定全国医疗服务价格规范。参与多项慢性阻塞性肺疾病的研究项目，2011年曾获得中华中医药学会科学技术奖三等奖一项。主要专业方向：慢性阻塞性肺疾病、支气管哮喘、慢性咳嗽。

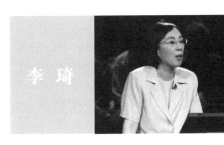

李琦，女，医学博士，研究员，教授，博士研究生导师。曾任首都医科大学附属北京胸科医院和北京市结核病胸部肿瘤研究所副院（所）长、中国CDC结核病临床中心副主任、结核三科主任、心肺功能室主任。兼任中华医学会结核病学会常务委员、临床学组组长，北京医学会结核病学分会副主任委员；中国防痨协会理事、副秘书长、临床专业委员会副主任，北京防痨协会副理事长；多家期刊编委、通讯编委。首都医科大学传染病学系系务委员。北京市卫生计生委高级职称晋升评审专家。从事结核病及相关呼吸系统疾病的诊治、肺功能研究与评估。作为课题负责人，独立立题和组织实施13项课题，分别获北京市优秀青年知识分子培养基金、北京市跨世纪人才工程专项基金、首都医学发展基金、北京市科技计划、国家传染病防治重大科技专项的资助。临床研究涉及肺部疾病患者肺功能的特点、肺部疾病患者心肺相互作用的研究、外科手术适应证的肺功能评估、耐多药结核病的综合治疗、结核病的免疫学机制等。在SCI杂志和核心期刊发表论著30余篇，主编和参与撰写著作多部。先后培养硕士研究生4名，博士研究生11名。先后被评为北京市优秀青年知识分子、首届中青年医学科技之星、首都优秀医务工作者、三八红旗奖章，获得北京市"十百千"卫生人才培养经费"十"层面的资助，获国务院颁发的政府特殊津贴。

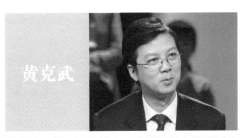

黄克武，男，医学博士，首都医科大学附属北京朝阳医院呼吸与危重症医学科主任医师，教授，博士生导师。中华医学会呼吸病学分会哮喘学组成员，中国医师协会呼吸医师分会委员。2011年入选北京市卫生系统高层次技术人才学科带头人。长期从事支气管哮喘、慢性阻塞性肺疾病以及呼吸衰竭的临床工作，1997年以来，先后在朝阳医院建立了支气管哮喘及慢性阻塞性肺疾病专业门诊。作为课题负责人承担多项国家、省部级课题。近年以第一或通讯作者在国际、国内核心期刊发表论著20余篇。

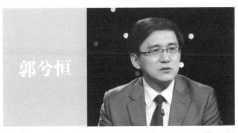

郭兮恒，男，教授，主任医师，首都医科大学附属北京朝阳医院呼吸科睡眠中心主任，中国

睡眠研究会理事，睡眠呼吸障碍专业委员会主任委员，全国睡眠呼吸疾病科学传播首席专家，中国医师协会睡眠专家委员会常委，中华医学会呼吸分会睡眠学组委员，美国睡眠科学院委员，国内外多部专业杂志编委和特约审稿。专业特长：呼吸和睡眠呼吸疾病、嗜睡症、顽固性失眠、睡眠行为异常等疾病的诊治，1978年就读于白求恩医科大学，1985年在中国协和医科大学攻读睡眠呼吸专业硕士研究生。从事呼吸疾病和睡眠呼吸疾病临床和科研工作30多年，具有丰富的临床经验和多项独特的诊治技能。曾获得卫生部科技成果三等奖和国家教委二等奖。

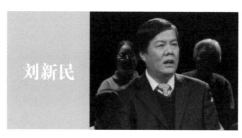

刘新民，男，北京大学第一医院党委书记，老年病内科副主任，主任医师，教授，博士生导师，1982年毕业于安徽蚌埠医学院医疗系，1994年获北京医科大学（现北京大学医学部）呼吸专业临床博士学位。2007年于美国哈佛大学进修医院管理。2008年荣获全国卫生思想政治工作先进个人，2009年荣获北京大学"李大钊奖"。现任中华医学会科普分会主任委员，中国老年呼吸与危重症学会副主任委员、中华医学会老年分会呼吸病学组副主委，多家期刊编委。长期从事老年呼吸系统疾病的诊断与治疗。对老年肺癌的规范化治疗，老年肺部感染，老年肺间质性疾病有深入的研究和丰富的临床经验，并发表相关文章50余篇，其中SCI收录文章20篇，获省部级科研成果两项。参与《老年呼吸病》、《肺部感染》、《内科学》、《内科疑难病例分析》等著作编写。

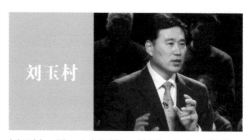

刘玉村，男，主任医师，教授，北京大学第一医院院长。目前担任国家卫生标准委员会医院感染控制标准专业委员会主任委员、教育部高等学校教学指导委员会临床医学类专业教学指导委员会委员、中国研究型医院学会副会长、中国医院协会医院文化专业委员会副主任委员、中华医学会外科学分会外科感染与重症医学学组副组长、《中华医学教育杂志》副主编、《中华普通外科杂志》副主编，并担任多家核心期刊编委职务。发表临床及基础方面科研论文30余篇，教材专著7部。凭着对普外科学的热爱，始终如一坚持在临床一线工作，对胃肠外科及外科危重症进行深入的临床和基础研究。对胃癌根治手术颇有造诣，擅长低位保肛手术治疗低位直肠癌，共同领导胃肠外科完成盆腔脏器联合切除治疗局部进展期直肠癌和复发直肠癌，在该领域国际领先。还进行了预防性应用抗菌药物在结直肠手术中预防感染应用价值的研究，对外科院内感染常见病原菌（大肠杆菌、肺炎克雷伯菌和非发酵革兰阴性杆菌）对抗菌药物耐药性、耐药性分子机理进行研究。承担科技部863高技术研究计划项目"抗感染新药临床试验关键技术及平台研究"项目。

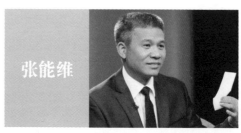

张能维，男，主任医师，教授，博士研究生导

师，首都医科大学附属北京世纪坛医院副院长，兼肿瘤中心副主任，普通外科主任，腹腔镜中心主任和肥胖病治疗中心主任。兼任中国医师协会肥胖及糖尿病外科专业委员会副主任委员，中华医学会内分泌外科专业委员会委员，北京普通外科学会专业委员会委员。《普外腹腔镜手术学》主编、《外科手术学》副主编、《中国微创外科杂志》编委。1993 年开创了全国首例腹腔镜下直肠癌根治术，开展了各种高难的、全国领先的手术，如腹腔镜下甲状腺癌根治术、腹腔镜下胃减容、肠减容减肥手术、胃肠癌根治术，腹腔镜总例数达 6600 多例。

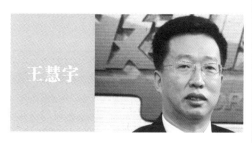

王慧宇，男，首都医科大学附属北京世纪坛医院超声科主任，副主任医师。医学硕士，从事超声工作诊断、教学工作十余年，每年完成超声介入手术 2000 余例，疗效显著。曾师从我国著名超声介入专家陈敏华教授，开展的介入超声有：超声引导下肝囊肿、肾囊肿、卵巢囊肿、巧克力囊肿的硬化治疗，肝肿瘤的射频、微波及药物治疗，腹部及小器官肿瘤的放、化疗粒子植入，超声引导下各种活检术，等等。专业方向为介入超声和腹部、小器官超声诊断。

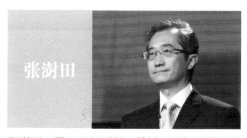

张澍田，男，主任医师，教授，首都医科大学

附属北京友谊医院副院长，消化科主任，博士，博士生导师，香港大学医学院客座教授。兼任中国医师协会消化医师分会副会长兼总干事、中华医学会消化内镜学分会候任主任委员、中华医学会肠外肠内营养学分会前副主任委员、中华医学会消化病学分会前副主任委员、中华医学会北京分会消化内镜学专业委员会主任委员、中华医学会北京分会消化病学专业委员会副主任委员，北京市消化疾病中心主任。北京市第 12 届人大代表、北京市青联前常委、北京市科技新星。担任《中华消化杂志》副主编，《中华消化内镜杂志》副主编，《中国实用内科杂志》副主编，《中华临床营养杂志》副主编，《中国医刊》副主编，多家期刊编委。临床侧重于消化内镜介入（微创）诊断与治疗，如早期癌的内镜下切除，晚期癌的支架置入，肝硬化出血的结扎和硬化、溃疡病出血的内镜下止血，胆结石的内镜下取石，胰腺炎的内镜治疗。

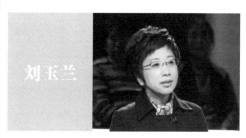

刘玉兰，女，主任医师，教授，消化科主任，北京大学人民医院科研副院长，肝病研究所副所长。现任北京大学人民医院消化科主任，肝病研究所副所长，博士研究生导师。中华医学会消化学分会常委兼秘书长，北京市消化学会及内镜学会副主任委员，中华消化学会肝胆疾病协作组组长，北京市医疗事故专家小组成员及国家自然基金评审委员等。从事消化科疾病的临床工作 20 余年，在消化疾病疑难杂症的诊治及内镜诊疗方面具有丰富的经验。主要工作如下：①食管疾病：反流性食管炎、贲门失弛缓和各种原因食管狭窄的内镜下治疗，如食管球囊扩张，探条扩张、食管支架置入；②各种慢性肝病的诊治与研究：肝硬化、酒精性肝病、脂肪肝等；③胃肠道疾病，尤其是溃疡性结肠炎的治疗与研究；④内镜下切除各种胃肠道息肉及早期胃癌、结肠癌。

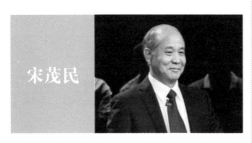

宋茂民，男，首都医科大学附属北京天坛医院副院长，外科主任医师，教授，硕士、博士导师。擅长胆道外科微创检查和治疗技术，先后实施了 ERCP 检查和治疗 800 余例。自日本留学回国后，先后开展了 EST、胆道子母镜、胰管镜检查技术、内镜胆道置管内引流、ENBD 等技术和腹腔镜技术，腹腔镜胆总管切开探查、肠切除、脾切除、胃转流术和袖状胃切除等复杂手术。担任多家期刊编委、通讯编委，中国医师协会肿瘤医师分会副主委，中国医师协会外科专业委员会减重与手术治疗糖尿病学组委员，北京医学会外科学分会普通外科专家委员会委员，北京医师协会手术技艺研究会会员，北京医学伦理学会监事长，首都医科大学普通外科学系副主任委员。

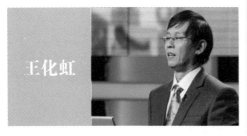

王化虹，男，教授，内科学主任医师，博士生导师。北京大学第一医院消化内科主任。

在胃肠运动相关性疾病的诊治和消化内镜方面有较深的研究。从 1990 年开始进行有关胃肠运动方面的研究。1998 年以来对炎症性肠病与吸烟及其有关临床和发病机理进行了深入的研究。自 2005 年以来，对肠内外营养治疗在消化系统疾病中的作用基础和临床进行了深入研究。现培养硕士研究生、博士生 20 余名。共发表论文 70 余篇，参加专著编写 6 本，担任多家期刊编委。中国医师协会循证医学委员会临床营养专业委员会组长、中国医师协会消化委员会和北京消化委员会常委、中华医学会和北京医学会肠外肠内营养专业委员会委员、中国保健科技学会专家委员会委员等。卫生计生委、北京医学会医疗事故技术鉴定专家。

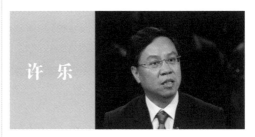

许乐，男，主任医师，北京医院消化科主任。中华医学会消化学会委员；中央保健委员会、中央保健局会诊专家；中华医学会消化内镜学会老年消化内镜学组副组长；中华医学会消化学会老年消化学组副组长；中华医学会北京消化分会常委；中华医学会北京消化内镜分会委员；北京市消化专家委员会委员；中国医师协会消化医师分会委员；北京市中西医结合学会消化委员会副主任委员。1983 年毕业于中山医科大学医学系，同年被分配至北京医院消化科工作。2000 年晋升为主任医师。2002～2003 年作为访问学者在美国 Duke 大学医学中心临床学习一年。长期从事临床、教学、科研及中央领导保健工作，具有扎实的基础理论及丰富的临床经验。多次参加国际间医学交流，掌握本专业国内、外发展动向，熟悉消化系统疾病，包括食管、胃、肠、肝、胆、胰腺疾病的诊断及治疗，特别在反流性食管炎、胃炎、胃十二指肠溃疡，溃疡性结肠炎、急性胰腺炎，肝硬化等疾病方面进行深入研究。在内镜学领域具有丰富的经验，熟练掌握胃镜、肠镜、超声内镜、胶囊内镜等。在内镜治疗方面掌握高难度内镜治疗，如胰胆管造影、乳头肌切开胆管取石、胆管放置支架、贲门失弛缓症气囊扩张、食管狭窄内镜下扩张及放置支架、肝硬化食管静脉曲张套扎及硬化治疗等。主持开展新技术内镜下胃早期癌黏膜切除术、经皮内镜胃造瘘及空肠造瘘。担任多家期刊审稿人，曾在《中华消化内镜杂志》、《中华消化杂志》、《中华老年医学杂志》、《中华内科杂志》等核心医学期刊发表论文多篇，并参与10余部消化系统疾病专著的编写。

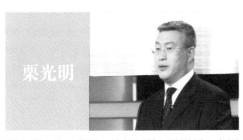

栗光明，男，教授，首都医科大学附属北京同仁医院肝胆外科主任，中华外科学会手术学组委员，中华肿瘤学会胰腺癌学组委员，中华器官移植学会青年委员，中华器官移植学会感染学组委员，中国肝胆胰协会外科委员、北方肝癌治疗专家委员会常委、北京移植学会委员、国际器官移植学会委员，担任多家期刊编委、通讯编委。擅长肝胆疾病的外科诊治，特别是肝癌、肝硬化、胰腺癌、胆囊癌以及胆管癌的外科治疗以及肝脏移植手术。协助主持完成了北京大学肝胆外科中心的所有肝脏移植手术；独立完成肝脏移植手术超过600例次，其中包括亲体肝移植、再次肝移植、肝肾联合移植、减体积儿童肝移植，等等。完成肝癌手术1000

例次。在所完成的肝脏移植手术患者中，年龄最小的仅15个月，最大超过70岁。手术技术精湛，70%以上肝癌手术切除及50%以上肝脏移植手术可以做到不输血。在肝移植病人的围手术期处理、肝移植供体的切取与保存、肝移植手术过程中肝动脉及胆道的重建、术后胆道合并症的处理及移植术后严重感染的防治等方面具有丰富的临床经验。

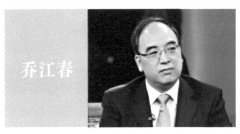

乔江春，男，北京医院普外科主任医师。中华医学会外科分会委员，欧美同学会会员，北京医学会鉴定专家，北京市健康科普专家，中国亚健康协会理事，北京市老年营养学组委员，北京医师协会外科分会会员等。担任中华肝胆外科杂志编委，肠内与肠外杂志编委。"全国卫生系统先进工作者"称号获得者。师从国内著名外科医师吴蔚然、周光裕、王在同、王德镛等前辈。工作和研究方向主要是肝胆胰腺外科。获洪堡奖学金在德国科隆大学学习18个月，师从国际著名外科大师H.Pichlmaier。在瑞士和波兰做过访问学者，在意大利国家癌症中心接受过系统培训，在南京军区总医院学习外科营养。动物实验技术及肠瘘治疗一年，师从外科大师黎介寿院士。在国际上首创开展了术中介入下肝内球囊阻断精准肝切除手术，在高龄肝胆胰外科手术方面目前处于国内领先水平，创造了国内胰十二指肠切除术的最大年龄纪录（89岁），成功完成多例80岁以上老年人胰十二指肠切除术。在巨大肝癌切除、中肝肝癌切除、下腔静脉瘤栓取出等领域也进行了研究和探索。

有许多胰腺癌术后长期存活的病例，其中最长已超过十年。多年来一直承担北楼保健任务，曾经为许多领导人或知名公众人物做过手术，并担任过美国布什总统访华时的保健医生。发表论文30余篇，参与编写专著7部。承担北京大学医学部教学10余年。多次被中央电视台、北京电视台、《人民日报》、《健康报》等媒体报道。

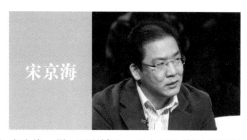

宋京海，男，医学博士。北京医院普通外科副主任，北京大学医学部主任医师，副教授，硕士生导师。中华医学会外科分会手术学组委员，中华医学会肠外肠内营养分会肿瘤营养支持学组委员，中华医学会肠外肠内营养分会老年营养支持学组秘书，北京医师协会手术技艺研究会委员兼秘书，北京大学医学部普通外科学系委员。1995年参加工作，历任北京医院普通外科住院医师，住院总医师，主治医师，副主任医师。2003～2007年公派到日本大阪大学医学系研究科脏器制御外科（第一外科）攻读并获得博士学位。目前主要从事脏器移植免疫和消化器外科疾病的临床和基础研究，主要专业方向为肝胆胰腺疾病外科微创治疗及临床营养。近年先后开展腹腔镜下胆道探查、肝脏肿物切除、胰腺肿物切除等外科微创手术，积累了丰富的经验。先后在国外专业期刊发表了SCI论文6篇，国内核心专业期刊发表各类专业论著30余篇，参与编写临床外科专著3部。

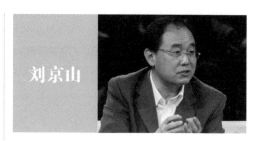

刘京山，男，外科主任医师，教授，硕士研究生导师，享受政府特殊津贴专家。1983年毕业于首都医科大学，现任北京大学首钢医院普外科主任，国家卫生计生委肝胆肠研究中心肝胆疾病研究所所长，国家卫生计生委外科内镜培训基地主任，中国医师协会内镜医师分会副会长，内镜与微创专业技术全国考评委员会普通外科内镜与微创专业委员会主任委员，卫生计生委医管司内镜临床诊疗质量评价督查委员会副主任委员，卫生计生委医管司内镜临床诊疗质量评价普通外科内镜专家委员会副主任委员，中国医师协会内镜医师分会内镜微创保胆专业委员会副主任委员。《中国内镜杂志》副主编、《中国医学工程》副主编、《中国现代医学杂志》副主编。从事外科临床工作29年，具有丰富的外科临床经验，对肝脏肿瘤、胃癌、大肠癌的治疗有较深造诣，是国内肝胆内镜外科的知名专家。能够熟练完成肝胆外科的高难手术，在胆囊疾病的治疗上更具独到之处，他带领的外科研究团队在国内首创了内镜微创保胆技术，制定了我国微创保胆手术指南，成为国内微创保胆技术的学科带头人。在十二指肠镜方面开展了ERCP、EST、ENBD、十二指肠乳头肿瘤切除术、胆道支架成型术等手术。在纤维胆道镜技术方面处于全国领先地位，能够开展胆道镜治疗肝内胆道残余结石，经皮经肝胆道镜以及术中胆道镜，所在科室是全国胆道镜的治疗中心。著有大量学术论文，主编了《微创胆道外科学》，参与编写了教育部"十一五"规划大学教材《外科学总论》、《肿瘤特检诊断》、《内镜微创学》等。

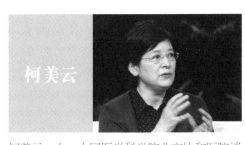

柯美云，女，中国医学科学院北京协和医院消化内科主任医师，教授。全面掌握消化系统的基础理论和专业知识，对诊断消化性疾病具有较丰富的临床经验，尤其对胃肠动力性疾病有较深入的研究。1980年初应用腹腔镜结合病理诊断疑难肝病，并和各种影像学进行对照，评估了腹腔镜对诊断疑难肝病的价值。80年代后期提出选择性小肠造影结合诱发试验诊断不明原因的小肠出血。1984年底从美国进修回来后，和放射科、核医学科合作，建立了一系列胃肠动力的检查方法，使之能应用于国内。对胃食管反流病、贲门失弛缓症、慢性便秘、肠易激综合征等有较深入的研究，积累了较丰富的诊治经验，提出相关的诊治指南。近年来深入对胃肠功能和动力有关的心理障碍领域的研究。

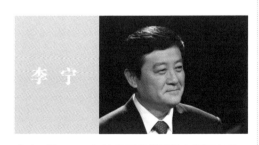

李宁，男，1982年毕业于首都医科大学医疗系，同年被分配到首都医科大学附属北京朝阳医院普外科，1992年任北京朝阳医院副院长，2006年5月到首都医科大学附属北京佑安医院工作。现任职：北京佑安医院院长、外科主任医师、教授、博士研究生导师。从事专业：重点从事肝、胆、胰外科、外科危重病医学及肝脏移植的临床与基础研究。主要研究方向：肝移植围手术

期脏器功能保护、移植免疫、肿瘤基因治疗、肿瘤光动力治疗、外科营养、人羊膜干细胞分离培养技术及生物学特性、胃肠黏膜屏障功能损伤及防治等。社会兼职国际肝移植协会会员；美国明尼苏达大学卫生管理学院ISP会员，卫生及医院管理专业研究生导师；中华医学会器官移植学分会第六届委员会委员；北京医学分会器官移植学分会第五届委员会主任委员；第十届药典委员会委员；中华医学会运动医疗分会第二届委员会委员；中国仪器仪表学会医疗仪器分会第三届常务理事；北京医学伦理学会第五届理事会理事；北京抗癌协会第六届理事会理事；中国医师协会理事。

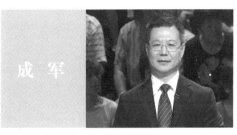

成军，男，博士，教授，主任医师，内科传染病学专业博士生导师、生物化学与分子生物学专业博士生导师，北京市卫生系统传染病学科领军人才。现任首都医科大学附属北京地坛医院副院长、肝病中心主任、传染病研究所所长。社会任职：国际感染病学会（ISID）执行委员会委员，国家卫生计生委疾病预防控制专家咨询委员会委员，中华医学会热带病与寄生虫病学分会主任委员，中华医学会感染病学会副主任委员，中国医师协会感染病医师分会副会长，《中华实验和临床感染病杂志（电子版）》总编辑、《中国肝脏病杂志（电子版）》总编辑、*Infection International*（*electronic version*）总编辑、《中华传染病杂志》副总编辑、*International Journal Infectious Diseases* 编委、*Hepatology International* 编委。为国家自然科学基金资助课题的负责人，目前主要从事传染病，特别是病毒性肝炎的临

床医疗工作以及传染病相关的基因克隆化、基因治疗与基因疫苗的研究，发表学术论文及综述800余篇。专业特长是慢性病毒性肝炎的临床抗病毒治疗及病毒性肝炎发病的分子生物学机制基础研究。

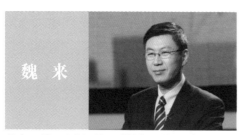

魏来，男，主任医师，教授，现任北京大学肝病研究所所长，北京大学人民医院肝病科主任。医学博士，博士生导师。并任中华医学会肝病学分会主任委员，中国医药生物技术协会常务理事，中华医学会第23届理事会医学科学普及工作委员会委员，亚太地区肝脏学会丙肝工作组专家成员。是美国《慢性肾脏疾病中丙型肝炎病毒感染的预防、诊断、处理和治疗指南》唯一参与编写的亚洲肝病专家，参与编写《亚太地区丙型肝炎专家共识》、中国《慢性乙型肝炎指南》和《丙型肝炎指南》。并任《中华肝脏病杂志》第三届编辑委员会副总编辑，《中华临床感染病杂志》第一届编辑委员会副主编、《中华检验医学杂志》第七届编辑委员会委员、《中华临床感染病杂志》副主编、《临床肝胆病杂志》第十二届编委。

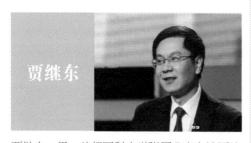

贾继东，男，首都医科大学附属北京友谊医院

肝病研究中心主任，医学博士，教授，主任医师，博士生导师。现为国际肝病学会（IASL）候任主席，中华医学会临床药学分会副主任委员、中国免疫学会感染免疫分会副主任委员、中国肝炎防治基金会副理事长等，曾任亚太地区肝病学会（APASL）主席、中华医学会肝病学会主任委员等学术职务。对慢性病毒性肝炎、自身免疫性肝病、胆汁淤积性肝病、酒精或药物性肝病、遗传代谢性肝病以及肝移植手术前后的内科学问题进行了深入研究并取得了大量的临床经验，得到了国内同行的认可及广大患者的信赖。

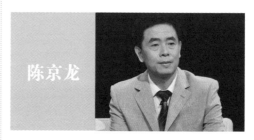

陈京龙，男，首都医科大学附属北京地坛医院肿瘤内科主任，主任医师，副教授，研究生导师。山东医科大学毕业，北京大学医学部医学硕士。从事肝病、肿瘤微创、ICU等临床医疗工作。组织筹建了地坛医院肿瘤微创中心；开设了肿瘤内科病房；制定和实施了以保肝抗病毒为基础的内科化疗及肿瘤微创综合治疗方案；开创了肿瘤患者在门诊的预约治疗；广泛开展了多极射频消融、冷极射频消融、热化疗、高频热疗、毫米波照射免疫治疗；病毒相关性肿瘤的化疗、靶向治疗及微创治疗，具有很好的保护肝肾功能、增加机体免疫功能等多项综合治疗平台。负责、参与首都医学发展科研基金、国家自然基金等多项科研课题，多次到美国等国家进行学术交流及专业学习，曾荣获院级优秀党员、北京大学医学部赵树馨教授奖励基金等荣誉，现兼任北京中西医结合学会肿瘤专业委员会委员，首都医科大学肿瘤学系委员。在射频消融治疗肝癌、肺癌及病毒相关性肿瘤的治疗方面取得了显著的疗效。

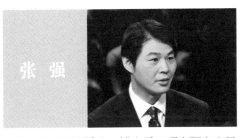

张强，男，医学博士，博士后，硕士研究生导师。现任首都医科大学附属北京地坛医院骨科主任，主任医师；目前担任首都医科大学骨科学系委员，中华医学会生物医学工程分会数字骨科学学组委员，中国残疾人康复协会肢体残疾康复专业委员会常务委员，中国康复医学会脊柱外科分会常务委员，中国康复医学会修复重建外科专业委员会骨缺损及骨坏死学组委员，中华医学会骨科分会脊柱外科学组腰椎组委员，中华医学会北京分会创伤学学组委员。担任中华医学杂志、中华创伤杂志英文版特约审稿人、颈腰痛杂志、中国矫形外科杂志、山东医药杂志、中国医药导报、中华临床医师杂志等核心期刊杂志的编委。发表论文 30 余篇，副主编专著 2 部，参编著作 9 部。作为主要完成人，主持开展国家和军队课题 6 项，先后获得国家和军队科技进步奖 4 项，目前承担各种课题 4 项，主要研究方向为脊柱外科和关节外科，感染病相关骨科伤病的研究在国内处于领先地位。

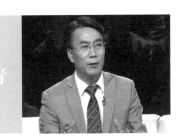

李常青，男，首都医科大学附属北京地坛医院肿瘤介入科主任，主任医师、教授。先后在汉城大学医学院和澳大利亚墨尔本大学 Austin 医院介入中心深造。目前担任国际肝胆胰协会中国分会第一届委员，中国抗癌协会北京肿瘤介入分会常务委员，中华介入放射学杂志编委，北京中西医结合肿瘤委员会委员，吴阶平医学基金会肿瘤微创介入联盟委员。从事内科、肝胆外科、肿瘤介入工作 20 余年。1999 年在地坛医院放射科基础上创建了介入科，擅长肝胆肿瘤及门静脉高压微创介入治疗工作。发表专业论文 10 余篇。研究方向为肝脏肿瘤微创介入治疗（射频和微波消融治疗）；肝癌门静脉癌栓的血管内消融治疗。自 1999 年以来，开展肝癌介入栓塞治疗 6500 余例，开展肝癌的 TACE+射频 + 微波消融治疗 750 余例，肝癌伴门静脉癌栓、胆道肿瘤支架成型、肝硬化门静脉高压 TIPSS 治疗 400 余例，成功率在 99% 以上。

编者按
leaderette

2005 年，随着人们对健康知识的关注，一档名为《祝你健康》的节目在北京电视台科教频道应运而生，栏目宗旨为"传播党和政府的医疗方针、传播科学医疗卫生知识、服务人民大众健康"。

2008 年奥运会在北京召开，《祝你健康》更名为《健康奥运　健康北京》，成为宣传"健康奥运　健康北京——全民健康活动"的权威平台，其影响力不断扩大。奥运会结束后，2009 年伊始，栏目正式更名为《健康北京》，北京市委宣传部决定将《健康北京》作为中国医药卫生事业发展基金会和北京电视台共同主办的专门向全市人民普及科学医疗卫生知识、服务人民的健康栏目，并成为《健康北京人——全民健康促进十年行动规划（2009～2018 年）》和《健康北京"十二五"发展建设规划》的宣传阵地。

从 2005 年到 2015 年这 10 年间，《健康北京》邀请医学专家、学者共计 4520 人次，制作栏目 3285 期，成为全国公认的宣传健康知识的品牌栏目。栏目以丰富的实用性信息、权威的专家资源、专业的解读视角、多媒体手段的综合运用，成为国内健康节目的标杆。三甲医院的专家始终是《健康北京》栏目的主角，保证了栏目的权威性、科学性，为观众提供了学习健康知识的高端平台，成为观众喜爱的健康类栏目，在权威医疗资源和普通百姓之间搭建起互通的桥梁。

随着栏目的日渐丰富，信息含量越来越大，不断有观众在微博、微信上留言，或通过北京电视台热线平台咨询栏目传播的健康知识，为此栏目组决定将相关知识整理加工、提炼编辑成册。在制作过程中，发放调查问卷，了解百姓对健康的需求，在此基础上，完成"健康北京丛书"。本丛书精选了 2006 ~ 2014 年《健康北京》栏目播出的 238 位专家的精彩内容，其中，院士 5 人，院长、副院长 60 人，科室主任 102 人。丛书按照人体各大系统的疾病整理归类为 10 册，即可单独成册，又是一个完整的系列，内容既有日常栏目的患者故事，又有健康大课堂的专家讲解。将《健康北京》栏目多年资源进行整合，结合实际病例，概括出常见病及多发病的症状、检查、治疗、病因、预防，结合自测、鉴别，让读者对常见病有基本的了解，能做到正确判断、及早就医。为了方便读者了解每位专家的观点，丛书每册均按专家归类整理。

本书在编写过程中得到了众多医学专家的大力支持，在此表示由衷的感谢。如有疏漏之处，恳请广大读者批评指正，并希望大家在阅读过程中提出宝贵的意见和建议。

《健康北京》栏目组

2015 年 11 月

序言

preface

　　《健康北京》是北京电视台为筹备2008年北京奥运会于2005年开播的一个健康栏目，开播之初就作为宣传单位参加了在全市开展的"健康奥运 健康北京——全民健康活动"。历时近两年的健康促进活动，由于政府主导、社会组织推动、全民参与、新闻媒体大造舆论，成效显著，社会反响之大、影响之深，在北京是罕见的，不仅为成功举办奥运会创造了健康、安全、和谐的社会环境，同时也通过奥运会的成功举办，为北京乃至中华民族留下了一份宝贵的健康遗产，为北京全面建设健康城市开拓了道路。

　　为了继承和发扬"健康奥运、健康北京、全民健康促进活动"的经验，北京市政府决定，在十年内将北京建成拥有"一流健康环境、一流健康人群、一流服务"的国际性大都市，并于2009年制定和发表了《健康北京人——全民健康促进十年行动规划（2009～2018年）》。2010年，市委市政府在研究"十二五"经济社会发展规划时，作出了建设健康城市的决策，2011年发表了《健康北京"十二五"发展建设规划》，在全国大城市中，第一个把健康城市建设列入经济社会发展规划。

　　为推动北京健康城市建设的发展，奥运会刚一结束，市委宣传部就决定将参加奥运会宣传的《健康北京》栏目由中国医药发展基金会和北京电视台主办，专门向人民群众宣传健康知识。《健康北京》是在筹备2008年奥运会和北京市推进健康城市建设发展的过程中产生的，同时它也是在这个过程中不断改革、创新和完善的。

　　《健康北京》开播十年来，栏目组的全体同志和北京地区的医学专家、学者，深入实际，调查研究，不断分析和掌握群众的健康需求，提高栏目的针对性和实效性。《健康北京》栏目拥有一支业务水平高、实践经验足、综合能力强的专家队伍，确保栏目内容的科学性、权威性和实用性。栏目组的同志精心设计专栏，创造赏心悦目的品牌栏目，经过多次改革将演播现场变成大课堂，讲课的专家、主持人、嘉宾、典型病例患者和现场观众一同登场，有问有答，生动活泼，使电视机前的观众身临其境，收视率名列前茅，并对全国各省市电视台开播健康类栏目起到了一定的启示作用。在国家一年一度的健康节目评比中，《健康北京》栏目屡获殊荣。

《健康北京》栏目开播十年，邀请专家学者 4520 余人次，制作节目 3285 期，收看人数据不完全统计为 1.5 亿人次以上，受到北京地区和全国观众的支持和喜爱，他们要求将节目内容编辑出版，惠及全国民众。这部即将与读者见面的《健康北京丛书》，就是应观众的要求出版的。一方面，这套丛书是《健康北京》的专家和栏目组全体同志十年辛勤劳动的智慧成果的汇集，也是向关心和支持栏目的各方领导和观众的感谢和汇报。另一方面，这套丛书的内容十分丰富，是一部普及医学知识的百科全书，对提高广大群众的健康素质具有重要的意义。

中共中央一贯重视人民的健康问题，在中共中央和国务院的领导下，我国的医疗改革取得了举世瞩目的成就，人民的健康水平不断提高，但我国人民的"看病难、看病贵"问题还没有完全解决，有些人对健康在国家经济社会建设中的重要地位和作用的认识不够深刻，我国人民的健康素质同发达国家人民相比还有相当大的差距。健康是生产力，做好普及科学健康知识工作，增强人民体质，把我国建设成人人健康、长寿的国家，是一项长期的任务，我们必须继续努力！

王彦峰

2015 年 8 月

目录
contents

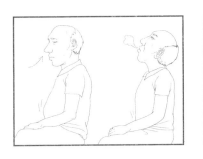

第一部分

呼吸系统

第一章

解读肺栓塞

讲解人：王辰
中国工程院院士，中日友好医院院长，国家呼吸疾病临床医学研究中心主任

王辰，2007 年 10 月 20 日至 10 月 21 日节目播出，时任首都医科大学附属北京朝阳医院院长。

* 易患肺栓塞的因素有哪些？

* 如何预防肺栓塞？

* 阿司匹林能预防肺栓塞吗？

肺栓塞潜伏在每个人身边，发生频繁，表现扑朔迷离，这又该如何预防？中国工程院院士，中日友好医院院长，国家呼吸疾病临床医学研究中心主任王辰与您一起解读肺栓塞。

* 肺栓塞源于下肢深静脉

肺栓塞是血栓堵塞了肺动脉。形成血栓的部位在深静脉，最多见的在腿上。形成以后，血栓一旦脱落就会顺着血流走到心脏，再堵到肺动脉里。血栓堵塞肺动脉以后，就造成肺动脉的缺氧，从而引起一系列的呼吸和循环反应，肺栓塞就形成了。一旦形成下肢深静脉血栓以后，有 50% 左右的概率血栓会掉下来，掉下来以后就会堵到肺动脉里形成肺栓塞。

心肌梗死是常见的疾病，肺栓塞的发病率是心肌梗死发病率的一半。中国按 13 亿人口计算，肺栓塞的患者数约为 300 万。

肺栓塞是深静脉血栓堵塞肺动脉引起的肺部疾病，发病率高达心肌梗死的一半，如不及时治疗，病死率高达30%。

* 肺栓塞致死率与心肌梗死相当

肺栓塞病死率高达30%，与心肌梗死相当，但肺栓塞一旦能早期发现及治疗，病死率将下降到2%～8%，所以发现后要早治疗。

* 易患肺栓塞的因素

一个18岁的孩子，天天玩电脑，一坐就是十几个小时，结果突然一下就胸闷、胸痛、面色青紫、血压下降，为何会有突如其来的症状，这是怎么了？

专家提示

这个孩子是大面积的肺栓塞，叫e栓塞。玩电脑或者使用电子设备而久坐不动的人，容易得e栓塞。

易患肺栓塞的因素主要有以下几点：第一是遗传，因为这个病可能有遗传性因素，如果家里人有这个病，患病概率就会高一些。除了遗传因素，还有后天的因素。第二是久坐、久卧不动。人不动有很多原因，如因疾病不动或者因其他原因不可以动，包括坐飞机。例如坐经济舱，空间狭小，腿部不能活动，如果超过5个小时就会面临风险，不动的下肢或活动很少的下肢里面，就会出现血栓。第三是外科手术，如腹部的外科大手术，手术之后，深静脉血栓形成率是很高的。这种概率一般是在30%左右，有1/3的患者如果不加以预防的话，就会出现肺栓塞。肺栓塞从小孩到老人都可能发病，但随着年纪的增长，它的发病率会更高一些。因为老人的活动比较少，血凝固性更高一些，血管病变也多一点，这样更容易形成血栓，所以老人是病变的高发人群。第四是吸烟，吸烟不但容易诱发肺栓塞，而且容易引发各种血栓性疾病。因为吸烟会增加血液的凝固性，血栓性疾病，包括冠心病、下肢深静脉血栓形成和肺栓塞等都是在吸烟人群中比较容易发病的。第五是药物，很多肿瘤患者，不一定是因为肿瘤去世，如果出现事故的话，很多死亡原因就是肺栓塞。由于肿瘤患者血液高凝，所以肿瘤患者考虑抗凝治疗和预防血栓的措施要跟上。避孕药也容易导致肺栓塞，因为长期服用它对凝血有促进作用，也容易形成血栓，所以长期服用避孕药的人也是血栓疾病的高发人群之一。第六是在孕产期，怀孕期间容易引发高凝状况，包括激素的变化或者其他因素，此外，肚子越来越大的时候，也会压迫静脉的回流，使下肢静脉的回流缓慢或瘀滞，这个时候更容易形成血栓。

> 老年人、孕妇以及吸烟、久坐不动、长期卧床的人都很容易发生肺栓塞。

* 肺栓塞的早期症状

老张前些日子发现自己左腿疼，还有点肿胀，走起路来也不利索，就来到外科看病，医生说没什么大碍，让他回家休息。没想到过了半个月，他的病情不但没有好转，而且还出现了胸闷的症状，有时候还会突然觉得胸口难受，喘不上气来，他怀疑自己是不是得了心脏病。

专家提示

肺栓塞是由深静脉血栓所引起的，深静脉血栓形成的最典型的表现之一，就是一条腿肿，另一条腿不肿，如果出现这种情况必须及时到医院检查。下肢一旦有血栓，有50%的概率出现肺栓塞。在临床上肺栓塞的漏诊率很高，在国际上肺栓塞的漏诊率是70% ~ 80%，在国内由于现在对这个问题不够重视，漏诊率达到90%。临床上肺栓塞常被误诊成肺炎、心肌梗死、冠心病、胸腔积液或者其他心脏和呼吸疾病。

肺栓塞最典型的症状之一是单侧腿疼、腿肿。肺栓塞没有明显的特异性症状，但如果发生单侧腿肿、腿疼、胸闷、呼吸困难的情况，就极有可能是肺栓塞的预兆，要及时去呼吸科就诊，以免延误时机。

肺栓塞易被误诊有以下几个因素：第一个因素是患者对肺栓塞不认识，就诊意识比较薄弱。第二个因素是肺栓塞症状并不是十分典型，没有像心肌梗死一样。绝大部分的心肌梗死都会出现典型的心绞痛，心肌是个"会哭的孩子"，一旦缺血，它会告诉你它在绞痛，让你去

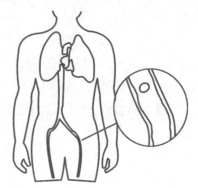

关心它。但是肺脏是个"闷孩子"，当它已经受到很大损伤的时候，它还是沉默不语，或者似是而非，让人搞不清楚它到底哪里不好。有的人的深静脉血栓形成后没有症状，这种没有症状的情况占了1/2，甚至2/3。如果出现肺栓塞症状，有很多从完全没有症状到突然的死亡都是可能的。很多肺栓塞的患者就"啊"地叫了一声，或者突然一下胸闷，就倒地死亡了，这种情况在肺栓塞症状中很常见。但一部分患者是有症状的，症状就是不明原因的胸闷和呼吸困难。另外，肺栓塞比较多见的症状还包括胸痛。胸痛有时候是闷痛，像心绞痛，有时候还咯血。严重肺栓塞的时候就会出现濒死感，还有的患者出现不明原因的晕厥，有以上症状就要考虑肺栓塞的可能。

* 阿司匹林能预防肺栓塞吗

肺栓塞如果及时诊断，还是有痊愈可能的。肺栓塞患者大部分都是患的急性肺栓塞，堵塞之后有症状，要到医院马上治疗。治疗急性肺栓塞一般是用肝素抗凝。

对于堵塞面积很大的，特别是血压降下来的肺栓塞患者，要用溶栓药。阿司匹林对于动脉血栓，是可以预防的，比如像冠心病，但阿司匹林对于静脉血栓是不管用的，因此吃阿司匹林不能防止深静脉血栓形成。

阿司匹林只能预防动脉血栓，不能预防静脉血栓，对肺栓塞的预防没有作用。

* 肺栓塞会反复发作吗

肺栓塞的大部分患者在治疗之后可以痊愈，但还是有小部分患者的治疗效果不是很好。这些患者虽然没有死亡的危险，但是有一部分血栓可能还存在导致急性肺栓塞的风险，不能被及时诊疗或者诊治效果不明显。有深静脉血栓形成而且出现反复多次的堵塞，可能会形成慢性的血栓堵塞状态，医学上称为慢性肺栓塞。急性肺栓塞是致命的急性病，而慢性肺栓塞更为严重，根治办法是进行手术。

急性肺栓塞和慢性肺栓塞都非常危险，应及时诊治，以免延误时机。

* 这些科室患者易患肺栓塞

骨科、普通外科、肝胆外科、妇产科、肿瘤科、急诊科、心脏科，尤其是心力衰竭和做了接骨手术的患者易患肺栓塞。这些科室的患者比较容易形成深静脉血栓，一旦脱落就形成肺栓塞。这些科室的患者需要注意肺栓塞的预防、及时诊断和治疗等问题。20%～30% 的肺栓塞患者被误诊成冠心病，所以确诊是治疗的关键。

* 如何预防肺栓塞

肺栓塞是由深静脉血栓形成所引发的，因此预防深静脉血栓形成，是最主要的预防方法之一。长时间坐在电脑前或长时间坐车等，都要活动下肢。万一空间比较小，预防肺栓塞，要注意经常活动下肢、收缩肌肉，不要穿戴很紧的腰带和袜子，手术患者、卧床患者要穿抗栓袜。

不能活动的时候，也可以收缩肌肉。肌肉的收缩有促进静脉回流的作用，这样血液就能够流动起来，有效抑制血栓的形成。在坐飞机的时候穿宽松的衣服，例如穿防血栓的袜子。抗栓袜可以从脚到大腿递减压力，促进下肢静脉血液的回流，可以很好地起抗栓作用。对于外科手术患者、卧床不能动的患者，也可以穿防血栓的袜子，腿要多一些活动，肌肉才能多收缩。另外，医生也可给高危患者绑上一种静脉泵，机械性地帮助静脉血液挤压回流，也能够防止血栓的形成。

第二章

戒除烟魔

讲解人：王辰
中国工程院院士，中日友好医院院长，国家呼吸疾病临床医学研究中心主任

王辰，2007 年 10 月 27 日 至 10 月 28 日 节目播出，时任首都 医科大学附属北京朝 阳医院院长。

* 吸烟到底有什么危害？

* 戒烟又有哪些误区？

* 如何缓解戒烟后带来的不适？

您知道吸烟成瘾也是病吗？吸烟的危害您又了解多少？到底该怎样才能拒绝烟草的诱惑，保护我们的健康和生命？中国工程院院士，中日友好医院院长，国家呼吸疾病临床医学研究中心主任王辰与您共话戒烟。

* 吸烟成瘾也是病

吸烟者觉得吸烟给自己带来快感、感到舒适，是一种美好的感受，这是促使其喜好吸烟的原因之一。世界卫生组织指出，烟草依赖是一种慢性成瘾性疾病，并且把它列入疾病分类，有相应的疾病代码。烟草一旦被吸食以后，特别是达到一定量之后，让吸烟者戒烟，确实面临一定的困难，吸烟者因为成瘾而感到不适。

* 吸烟到底有什么危害

香烟对健康有害吗？有这样的一个小实验：在三只

小碗里分别放三只活虾和清水，第二只碗里再放入一支香烟的烟末，第三只碗里放入两支香烟的烟末。当烟草把水染成黄色时，我们可以发现，放入香烟烟末的两只碗里，两只虾都在挣扎不止。10分钟后，放入两支香烟烟末的虾开始变得奄奄一息，而放一支香烟烟末的虾也已经失去了开始的活力。从实验中可以发现，香烟中的有毒物质是多么可怕。

烟草的有害成分太多了，一口烟中含有四千多种化学成分，其中的几百种是危害健康的有害物质。如苯丙比、焦油等都跟癌症的诱发有非常密切的关系；尼古丁会收缩血管，造成人体对烟草的依赖性；一氧化氮、硫氧化合物等，都会直接损害气道和全身的循环系统。因此，烟草产生的是一种有多种毒性的气雾，人体通过吸食经过呼吸道并影响全身的脏器。

* 吸烟伤害最深的是肺

烟草对呼吸系统的损伤是显而易见的。吸烟引起的肺部疾病很多，首先是慢性阻塞性肺疾病（简称慢阻肺）。慢性支气管炎、肺气肿等疾病的第一致病因素就是吸烟。虽然导致慢阻肺的还有其他因素，像中国农村烧柴火做饭，也会引起慢阻肺，但烟草是不争的第一位因素。只要不吸烟，慢阻肺就不会出现，或者患者病情进展可以延缓。哮喘、肺癌也同吸烟有直接的联系，尤其是肺癌中有一种学名叫鳞癌的疾病，同吸烟的关系非常密切。当然，吸食烟草跟其他类型的肺癌也有一定的关联。所以吸烟是肺癌病发的最关键的因素之一。能够预防肺癌的第一位因素就是戒烟。

* 吸烟会引起多种疾病

吸烟会引起血管收缩，导致血压增高。吸烟跟冠心病也有关联，如果冠状动脉本来就有些问题，血管收缩更容易引起心肌缺血。急性冠状动脉综合征是冠心病最严重的一种情况，在冠状动脉中，形成血栓，心肌梗死，基本上都是由血栓形成引发的。吸烟是血栓形成的重要因素之一。吸烟之后的有毒物质在代谢的时候必然会危及身体的所有脏器，包括膀胱。吸烟除了烟雾会进入肺部，也有一部分还会进入食道，因此这与食道癌、胃癌的诱发脱不了关系。

吸烟会促使白内障的形成。因为吸烟会促进代谢变化，加速人体整体的衰老，所以白内障也容易发生。跟吸烟有关的疾病还有很多，由此可见，吸烟对人体的损害是全方位的，而不是局限于仅知的一两种病症。此外，吸烟更会造成血管扩张和充血出现障碍，所以阳痿也成了很多男性烟民将要面对的噩梦。

* 吸烟祸及下一代

吸烟会影响下一代的健康。妇女在怀孕期，周围人吸烟所产生的烟雾会通过孕妇进入胎盘到胎儿体内。因为烟草里有害的物质多，会影响胎儿的发育。孩子出生之后，对烟草都是高度敏感的。例如，新生儿的猝死跟吸烟产生的烟雾有着密不可分的联系；孩子的呼吸病，包括哮喘、支气管炎、肺部感染，以及成年以后肺部的健康状况都跟他在幼年和少年时代有没有接触到烟草有关。如果父母吸烟，会给孩子造成终生的影响。孩子在幼年时接触烟草、烟雾所诱发的哮喘、支气管炎、肺部感染等疾病的概率会上升,同时增加成年后肺部感染等疾病的概率。

* 你吸过二手烟吗

二手烟是吸烟危害健康的另外一种重要形式。二手烟是指吸烟的人所呼出的气体和香烟本身燃烧时的烟雾的俗称。二手烟的危害性非常大,它影响周围环境,波及的面大,而且是被动吸了吸烟者呼出来的烟;另外,它的持续量大,甚至比一个人单独吸烟的量还大。还有吸入二手烟的人对某种疾病的易患性。每个人的基因不同,对疾病的易患性是不同的。吸烟后容易引发肺癌、高血压、慢阻肺、冠心病等疾病。有些人对二手烟非常敏感,也有可能会出现哮喘等症状。吸烟者不但要对自己的健康负责,同时还要对他人的健康负责。

* 戒烟意识是关键　吸烟百害无一利

戒烟主要是靠意识。一般的人在没有查出病的时候都有过豪言壮语,水可以不喝,饭可以不吃,但烟不能不吸。一旦得病了之后,这些言语就没了,因为他们意识到吸烟有害健康,只有意识到烟草的有害性,包括对自身健康带来的危害和将来所要付出的代价,烟民才会觉醒,及早戒烟,及早停止受害,及早终止向疾病靠拢的过程。

对于想戒烟的人来说,最重要的不是用什么办法戒烟,而是要树立戒烟意识。

* 戒烟的误区

1. 误区一:戒烟反得病

吸烟是增加了患肺癌的可能性,但吸烟者不是必然会患肺癌，因为是否会患肺癌还和自身的易感性、对肺癌的易患性有关系。在同样的易患性人身上，吸烟会增加患肺癌的可能性。有些人根本不吸烟，也不吸二手烟，但是也患肺癌，因为不是全部的肺癌都由吸烟引起，肺癌的发生是慢性的过程，它是以月和年来计的。一个人吸烟或不吸烟都有可能患上肺癌，但是吸烟会增加肺癌病发的概率。有些人戒烟以后才被诊断出肺癌，这可能是吸烟的时候已经患上肺癌，只不过是隐性的性状，临床没发现。

2. 误区二：不戒烟也长寿

如果一个人寿命长，身体比较健康，说明整体的健康状态不错。但是在长寿健康的同时，同样地也受着有利健康因素和不利健康因素的影响。吸烟肯定是使健康减分的因素之一。因此，不吸烟的人和吸烟的人相比，如果有同样的遗传背景和同样的生活环境，不吸烟的人可能会活得更长久、更健康。

3. 误区三：年纪大了不用戒烟

吸烟引起危害的过程是慢性的过程，越早戒就越早地终止毒害的过程，发病的机会就越小，所以早戒比晚戒好。哪怕已经吸了很多年的烟，年纪大的时候戒烟，也会停止动态的损伤和进一步的损害。虽然在没戒烟之前可能已经造成很大的损害了，甚至已经发病了，但是戒烟的话，就会减少进一步的损害。

* 如何缓解戒烟后的不适

戒烟最好是一下子就戒断，能坚持不吸烟。但是有一部分人因为吸烟的量比较大，吸烟的时间比较长，尼古丁的戒断症状是比较明显的。如戒烟以后周身不适、

有人认为长期吸烟的人一旦戒烟就很容易生病，这种说法是非常荒唐的，戒烟只会为你的健康加分，而不会损害健康。

及早戒烟可以避免进一步受到烟草的伤害，这并不是说年纪大了，就不用戒烟了，只要想戒烟什么时候都不晚。戒烟原则是早戒比晚戒好，戒比不戒好。

香烟中的尼古丁会导致戒烟的人出现戒断症状，使之觉得周身不适、坐卧不安、食欲下降，这些现象都是正常的，只要坚持两个星期之后，症状就会减轻或消失。

坐卧不安、食欲下降、不能集中精力思考问题、浑身难受等，戒断症状最严重的时间是在戒烟两周左右，但如果坚持过来就可以了。

* 戒烟的方法

在生活中，有的人用逐渐递减的方法戒烟，就是每天少抽一根烟，慢慢减少吸烟量。这是戒烟的方法之一，但是这个方法很难戒烟成功。因为这样始终保留着吸烟的习惯，始终受到尼古丁的刺激，而且戒烟意识不足，还对烟草充满依赖性。我们要倡导群众通过意识和意志力来戒烟，戒烟的过程很难受，所以可以通过医学的办法来戒烟。现在有的医院已经开设了戒烟门诊帮助群众戒烟。首先要意识到烟草的危害，然后再根据个人情况制订一个可行的戒烟方案。

* 加过滤嘴一样有害健康

吸烟加过滤嘴后，主要过滤掉焦油和一部分的有害成分。但是烟草中有害成分较多，而过滤嘴过滤的量又是有限的，没有过滤的有害物质进入呼吸道内同样对身体有损害。所以过滤嘴虽然起到减缓作用，但这不构成本质差别。焦油量的含量低是好一点，但用过滤嘴烟草中的焦油量也超过致病的阈值，所以用过滤嘴吸烟同样有害健康。

第三章

咳嗽背后探隐情

讲解人：童朝晖
首都医科大学附属北京朝阳医院副院长，北京市呼吸疾病研究所副所长

* 什么是变异性哮喘？
* 反酸与咳嗽有关吗？

咳嗽虽常见，但症状不简单，同为咳嗽，疾病却有出入，咳嗽发作有何特点？不同的咳嗽声音反映出身体有哪些隐患？慢性咳嗽要重视，背后隐情要当心，寻找有效的治疗方法，控制并非难事。首都医科大学附属北京朝阳医院副院长，北京市呼吸疾病研究所副所长童朝晖为您一一解答。

* 咳嗽状况只能作为初步诊断的依据

2009年冬季的一天早上，赶着去上班的赵先生急匆匆地往车站走，眼看一辆车刚刚开走，他无奈地在站台上等待下一辆。这时一阵冷风迎面吹来，他忍不住咳嗽了起来，也许是冷风刺激了一下，赵先生并没有多想。转眼一周过去了，赵先生发现每天等车的时候都会咳嗽，而且一咳就停不下来，难道是感冒没治好吗？他赶紧找了点药吃。可是咳嗽的情况却并未好转，而且逐渐加重。每次不咳上一个小时根本就止不住，赵先生有些奇怪，自己这到底是怎么了？

专家提示

咳嗽在初期比较难诊断。在临床上需要问诊患者咳嗽是否有痰、痰的多少、是否有干咳，再根据咳嗽的性状，初步判断咳嗽由何种疾病引起。即使这样也还需要进一步检查，不能只听咳嗽声就诊断是何种疾病，咳嗽只是初步判断的标准之一。

* 咳嗽变异性哮喘

赵先生感觉自己的情况越来越严重，来到了医院的呼吸科就诊。接诊的医生了解到，赵先生在出现咳嗽之前曾经患过感冒。他的咳嗽会跟感冒有关吗？医生马上为他进行了检查，并且初步推断他的气道存在炎症，可究竟是气道的什么位置出现了炎症还需要进一步的检查。于是，医生又给赵先生安排了肺功能测试以及气道激发试验，结果显示，他的气道存在高反应性。医生判断赵先生极有可能患上的是哮喘，而且还是哮喘中最特殊的一种。

咳嗽变异性哮喘是以咳嗽为主要症状的哮喘，症状多在夜间加重，咳嗽持续时间较长，并且有一定的规律性。如果患者咳嗽具备上述特点，要及时到医院进行检查。

专家提示

赵先生患的是没有喘的症状、以咳嗽为表现形式的哮喘。因为本身气道激发试验中的气道反应性很高，所以这是哮喘的特殊类型，而且并不少见。在咳嗽原因中也是比较常见的一种，咳嗽变异性哮喘也是引起咳嗽的一种类型。

* 治疗有方法　控制非难事

咳嗽持续三个月以上就可以称为慢性咳嗽，而慢性咳嗽一般隐藏其他问题。因此，也应该给予充分的重视，并根据咳嗽的发作频率和严重程度来进行不同的治疗。在较轻的时候发作不是很频繁，时间不是很长，可以吃药物，用一些抗过敏的药可能咳嗽就会被控制；咳嗽比较严重的会在夜间咳醒，影响睡眠，这时就要加一些药物，如哮喘的气道吸入式药物。

* 咳嗽与反酸有关

从 6 年前起，柏女士就被一个现象困扰着。她每次吃完饭就出现咳嗽，本以为是着凉，就找了点药吃。可是药吃了不少，症状却没有减轻，于是她到医院就诊。医生安排了相关检查，可是检查结果显示均为正常。在医生的再次询问中，柏女士想起自已每次饭后会有反酸的情况，随后就会出现咳嗽。于是医生建议柏女士去消化科就诊，在检查后发现柏女士是胃食管反流的情况，并且症状已经比较严重了。

专家提示

反酸刺激气道会引起咳嗽。食物进入胃以后，胃酸会增高，有时会反上来。反上来的胃酸到声门或气道就会引起咳嗽加重，所以反酸控制不好会加重咳嗽症状。胃食管反流引起的咳嗽在慢性咳嗽中是很常见的，这主要跟食道与气道的生理位置有关，食道和气道的炎症会相互影响，导致咳嗽症状加重。

* 胃食管反流咳嗽发生与时间有关

胃食管反流咳嗽最容易出现在白天、站立时以及饭后。这是因为站立时食道的括约肌比较松弛，容易出现胃内容物反流的情况。夜间睡眠时括约肌处于收缩状态，因此反酸引起的咳嗽症状会减轻。对于已经出现了胃食管反流咳嗽的人，最首要的就是要抑制胃酸分泌，只有当胃酸分泌正常，咳嗽的症状才能减轻。

第四章

逃离窒息的终点站

讲解人：童朝晖

首都医科大学附属北京朝阳医院副院长，北京市呼吸疾病研究所副所长

* 您了解肺源性心脏病会导致什么严重后果吗？
* 诊断慢性阻塞性肺疾病的金标准是什么？
* 预防慢性支气管炎有何良方？

从慢性支气管炎到慢性阻塞性肺疾病再到肺源性心脏病，就像是乘上了一趟单程公交车，如果不加以控制，病情就会逐步发展恶化。许多人没有意识到自己的病情，在不知情的情况下上了车，甚至坐过了站，在终点等待他们的将是死亡。如何在病情发展之初就加以遏制？慢性支气管炎又是如何一步一步发展成为肺源性心脏病的？首都医科大学附属北京朝阳医院副院长，北京市呼吸疾病研究所副所长童朝晖为您一一解答。

* 始发站——老年慢性支气管炎

老年慢性支气管炎是一种慢性疾病，简称老慢支。50 岁以上老年人中老慢支发病率为 15% ～ 30%，吸烟等不良生活方式会使发病年龄提前。老慢支的主要症状是咳嗽、咳痰、憋气。

* 中间站——慢性阻塞性肺疾病

今年68岁的张大爷，每年总有那么几个月咳嗽痰多，他却毫不在意，觉得算不上什么。随着天气降温，一向大意的张大爷不小心受凉感冒了。张大爷自己买了点感冒药，可是半个多月过去了，还是不见好。越咳越凶，还出现了痰多、气喘的症状。张大爷这才意识到严重性，去医院一检查才知道，3年前的老慢支，已经变成了慢性阻塞性肺疾病。

专家提示

慢性阻塞性肺疾病简称慢阻肺。相关资料显示，中国主要致死性疾病之一的冠心病，死亡率为15%，慢阻肺的死亡率达17.6%，全国每年约有128万患者死于此病。但是，整个社会对慢阻肺的重视程度远低于冠心病。慢阻肺最大的特点就是在原有的呼吸系统病的基础上出现通气障碍，由劳动时的呼吸困难逐渐变成静息时呼吸困难，患病时间长的患者会出现桶状胸。

* 肺功能测试是诊断慢阻肺的金标准

如果患者长期反复咳嗽憋气、活动能力下降，就要怀疑可能患有慢阻肺。可以做影像学检查、肺功能检查和心脏超声检查，判断患者的慢阻肺到了哪个阶段，有没有影响到心脏等其他器官。肺功能测试是诊断慢阻肺的金标准，可以通过测试每秒呼出频率和呼出量来判断肺部的通气能力。

病情发展到慢阻肺这一阶段，已经不能逆转，只能控制病情不继续向前发展，所以应提早防治。

* 终点站——肺源性心脏病

在医院的呼吸与危重症医学科的重症监护室里可以看到，患者都插着呼吸机，他们已经无法自主呼吸，只能依靠呼吸机维持着基本的生命体征。这些躺在里面的患者，安静的外表下正承受着巨大的痛苦，而导致这种后果的原因，是他们患上了肺源性心脏病。

严重的肺病慢慢会影响到心脏，造成肺源性心脏病，简称肺心病。肺心病与冠心病不同，冠心病是受冠状动脉所影响，而肺心病主要表现在右心室受累，最后会影响到整个心室。肺心病严重时可导致多脏器功能衰竭，包括消化道、肾脏、血液系统、脑部受损。肺心病在缓解期可在原发病症状基础上出现活动后心悸、呼吸困难、乏力和劳动耐力下降，一些心力衰竭患者的下肢会轻微水肿，下午会更明显，第二天早上则会消失。大部分患者需要靠呼吸机来维持生命，呼吸机又分为有创和无创两种，对于一些重度呼吸衰竭的患者，就只能通过需要切开气管的有创呼吸机来维持呼吸，而长期使用呼吸机又会加重肺部感染的概率。

* 如何判断自己是否患有老慢支

一般情况下，连续 2 年每年咳嗽 3 个月以上就可以诊断为老慢支，如果出现以下四种情况应及时去医院检查：气温骤降后反复咳嗽、咳痰；容易感冒；感冒一次长达半个月甚至 1 个月都不好转；与同龄人出去活动，别人不喘自己喘。

* 预防老慢支有良方

王阿姨的妹妹去年患上了老慢支。看着妹妹如此痛苦，她也开始格外注意自己的情况，尤其是一到冬天王阿姨就早早地做好防范工作，用空调把室温调得高高的，尽量减少出门，怕冷空气刺激，甚至窗户都不敢开。王阿姨的这些做法正确吗？

专家提示

室内定时通风换气，温度、湿度应适宜，这是减少老慢支发病的重要措施。室内温度控制在 20 摄氏度左右，同时要注意室内的相对湿度应在 45% 左右；每次通风时间不宜过长，以 30 分钟为宜；在寒冷的冬天也可适当进行日光疗法，太阳照射部位以肩背部为主，有温热感即可，每次 1 小时左右，是非常有好处的；冬日天气好时应适当出门运动。

第五章

和急促呼吸说再见

讲解人：童朝晖

首都医科大学附属北京朝阳医院副院长，北京市呼吸疾病研究所副所长

* 严重的哮喘会造成何种后果？
* 哮喘发作的主要诱因是什么？
* 如何预防哮喘？

哮喘的症状有哪些？严重的哮喘发作会造成猝死吗？哮喘的治疗与激素紧密相伴，过敏与它有着不解之缘。哮喘患者又如何自防自治？首都医科大学附属北京朝阳医院副院长，北京市呼吸疾病研究所副所长童朝晖为您一一解答。

* 严重的哮喘发作会造成猝死

哮喘是支气管收缩导致通气障碍的慢性炎症。它具有可逆性，发作过后支气管的收缩状态就会缓解。哮喘发作时伴有哮鸣音，会有发作性胸闷或咳嗽；也有一些患者在发作时仅仅是干咳或者咳白痰。哮喘和慢性支气管炎（简称老慢支）的区别在于老慢支患者一般年龄偏大，并且一般不会出现拉风箱般的哮鸣音。一些心源性哮喘也会出现哮鸣音，如心功能不好会导致心源性哮喘，也能出现哮鸣音。有时候咳嗽不一定会导致哮喘，咳嗽变异性哮喘是以咳嗽为表现形式的哮喘，尤其是在夜间、凌

哮喘发病没有年龄限制，哮喘发作时患者会出现呼气性呼吸困难，严重时会导致猝死。

晨加重。通过相关的检查，如激发试验可以鉴别出咳嗽是不是与哮喘有关。

* 治疗哮喘的药物如何用

王先生是一位哮喘患者，在得知要长期用一种吸入型激素控制病情后，他有些担心，他怕长期使用会产生依赖性，而且说不定激素的副作用会导致骨质疏松等疾病，于是总是用一个月就赶紧停药。

专家提示

哮喘患者控制好了跟正常人一样，不影响正常的工作和生活，并且哮喘在大多数情况下并不严重，不需要住院治疗，患者可以达到自防自治。治疗哮喘的喷剂中一般都含有一定量的激素和一些 β_2 受体激动剂，要求患者长期用，有些患者发作的时候喷一下，不发作的时候就不用，这是错误的做法。治疗哮喘的药物主要是控制炎症和扩张血管。治疗哮喘的根本，就是要采用持续的激素治疗，吸入式药物中的激素含量不会对身体造成伤害，治疗剂中激素含量非常少，它是直接到达病变部位，直接发挥作用，而且采用吸入的方式只会影响到局部，极少进入血液，它不经过服用或者打针，不需要经过胃肠肝脏代谢，再到肺里。哮喘患者需长期用药，可以根据病情减量，但不能停药。

使用哮喘吸入剂时，一定要掌握正确的吸入方法。先把药摇匀，然后将肺部的空气呼出，尽量将肺部空气呼干净，含住吸入剂的喷头，深吸气，并憋气8秒钟左右，让药物分布得越深、越广越好。

皮肤划过后红肿也是一种过敏表现，叫划痕性荨麻疹，是一种变态反应性疾病，但离哮喘还非常遥远。判断是否为哮喘通过气道激发试验来判断。

* 过敏是哮喘发作的主要诱因

哮喘的发作和环境有关，环境的变化容易使过敏体质的人发生哮喘。一般情况下，哮喘患者有过敏史，春季和秋季加重，发作频繁。引起哮喘发作的原因有很多，如家里养花、地毯中有尘螨、家里宠物的皮屑、食物、药物等。有的患者有运动性哮喘，即运动后哮喘加重，这种哮喘与运动、气候或感染因素都有关。有些女性在怀孕后，由于体内激素水平的变化也容易出现过敏症状引发哮喘。

* 谨记四字防哮喘——"避忌替移"

预防哮喘有四字方针，即"避、忌、替、移"，通过隔离变应原（又称过敏原）的方式来预防反复过敏刺激导致哮喘，也可以通过对身边的物品删减测试的方法尝试自己判断过敏原。

第六章

解决恼人的"老"问题

讲解人：童朝晖
首都医科大学附属北京朝阳医院副院长，北京市呼吸疾病研究所副所长

* 如何发现隐匿的老年肺炎症状？
* 细菌成长的天堂是哪里？
* 肺炎预防四件宝有哪些？

在胸腔的左面和右面，各有一片肺叶，右肺分上、中、下三叶，而左肺挨着心脏，分两叶。左、右两肺通过气管相连。肺通过气管和外界相通，也正是由于这种特殊的结构，才使得肺部更容易被感染。哪种肺部疾病症状隐匿，常被人忽视？常见的基础病为何竟为它推波助澜？老年人该如何远离呼吸道疾病？首都医科大学附属北京朝阳医院副院长，北京市呼吸疾病研究所副所长童朝晖为您一一讲解。

* 老年肺炎症状隐匿难发现

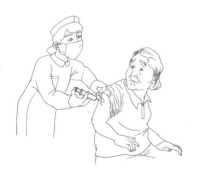

春节刚过，马女士就觉得身体不太舒服，体温也一直在 37.5 摄氏度，她觉得很有可能是在外面遛弯儿的时候着凉了。所以马女士吃了一些感冒

药。然而，情况却没有像她预想的那样好转。转眼3天过去了，始终不见好转的马女士来到医院就诊，在为她进行了相关的检查之后，医生认为她并不是感冒，而是给出了一个让她感到诧异的结论，她患上了老年肺炎。

专家提示

年轻人患肺炎之后症状都非常明显，但是老年人患肺炎之后的症状不明显。例如，老年肺炎有时候不会发烧，白细胞也不会升高，因为症状不明显，所以很容易被忽视，等到了医院检查病情已经很严重了。如果老年人近几天精神不好、不想吃饭等，就应该想到是不是由肺炎引起的。

> 老年肺炎由于体温不高，发病隐匿，所以常被人忽视，以至于危及生命，因此应该提高警惕。

* 老年肺炎三特点　年龄症状基础病

马女士今年已经70岁了。20年前她就患上了高血压，虽然用药控制，但是血压不是很稳定。10年前，她又被查出来患上了糖尿病。所以，她的身体状况一直不太好，每到了冬天，马女士就特别容易感冒，医生告诉她，她的这些情况都是导致她患上肺炎的间接因素。

专家提示

老年肺炎是有特点的。第一，年龄大于65岁的老人患的肺炎就是老年肺炎。第二，患者一般有基础疾病，比较典型的就是糖尿病，因为高糖环境是细菌成长的天堂，肺炎球菌在高糖的环境中更容易繁殖。因此，患有糖尿病等基础疾病的老年人需要特别注意。第三，老年肺炎没有典型的症状。

> 有糖尿病的老年人更容易发生肺炎，要格外提高警惕。

* 肺炎预防四件宝　疫苗预防最重要

第一是在肺炎高发的季节，可以提前注射肺炎疫苗，防止感染肺炎。第二是适当通风，但要注意室温不要过低。第三是积极控制糖尿病、慢性阻塞性肺疾病等慢性基础病，把机体控制在稳定范围内。第四是适当运动，注意饮食与营养均衡。这些事项老人都需要注意。

* 支气管炎别小视　变成肺炎后果严重

因为肺部结构的特殊性，所以空气中各种各样的微生物，都会通过呼吸道进入人体。健康人吸进去可能不会得病，但体弱多病的人吸进去以后，就可能会得气管炎、支气管炎，甚至是肺炎。如果细菌感染在支气管以及和肺泡交替的地方，叫作支气管肺炎；如果发展到整叶就是肺炎了。

* 慢性支气管炎发病有特点　咳嗽、咳痰持续久

今年 50 多岁的张女士，身体一直都不太好，一到冬天就特别容易感冒，尤其是咳嗽。最开始是 3 年前，刚一入冬，张女士就感冒了，没多久感冒好了，她却出现了咳嗽、咳痰的情况。起初，她还不当回事，可咳嗽断断续续一直持续了 3 年多，而且，每到冬、春两季的时候，情况就会严重。最近天气降温，她的咳嗽又严重了起来，饱受折磨的张女士决定到医院去看看，医生经过诊断，判断她患上的是支气管炎。

专家提示

如果咳嗽在冬、春两季出现，并且咳嗽、咳痰持续时间较长，反复发作2年以上，每年都会发作，每次持续2～3个月或以上就是慢性支气管炎。除了咳嗽、咳痰之外，还会有喘、憋气，走路费劲，活动能力下降等特点。

* 急性支气管炎发病较突然　慢性支气管炎不控会发展

天气降温，很多人都感冒了，李先生不禁沾沾自喜，他的身体一直很好，最近也就是有些轻微的咳嗽。然而，让他想不到的是，轻微的咳嗽变重了，还有些轻微的发热。经过检查，他患上了急性支气管炎。

专家提示

支气管炎的典型症状就是持续咳嗽，并且还会反复发作，如不及时治疗，有可能发展为肺气肿，因此也应引起重视。预防支气管炎的方法有注射疫苗、通风、保暖，而在治疗上则多以抗菌为主。

使用加湿器应该加蒸馏水，自来水由于碱性大，喷出的气反而会对呼吸道造成不良影响。

第七章

解密肺的"心"问题

讲解人：童朝晖
首都医科大学附属北京朝阳医院副院长，北京市呼吸疾病研究所副所长

* 肺心病有什么症状？

* 心脏基础病与肺心病有什么关系？

* 肺栓塞是怎么形成的？

肺心病，顾名思义是因为肺部疾病引起的心脏病变，全名叫作肺源性心脏病。哪些表现是肺心病的典型症状？肺部的另外一种疾病——肺栓塞，发作起来比心肌梗死还要危急。如何调整生活习惯，避免肺部受损？首都医科大学附属北京朝阳医院副院长，北京市呼吸疾病研究所副所长童朝晖为您——讲解。

* 肺部疾病总复发　心脏受损危害大

如果慢性阻塞性肺疾病、慢性支气管炎、肺气肿这类疾病反复发作，就会引起肺部结构的改变，造成低氧，导致血管内皮相关细胞和指标改变，形成肺动脉高压，肺动脉高压会导致心脏病。肺心病发生在心脏的右心，所以一般肺心病表现的心力衰竭是右心功能衰竭。

* 肺部和心脏血液流通原理

肺吸入氧气，再将二氧化碳呼出，动脉血含氧量高，

而静脉血含二氧化碳较高，如果进入心脏的氧气不够，毛细血管的氧交换就会减少，排出的二氧化碳同样会减少，血液中的二氧化碳过高，最终影响的就是右心。肺部疾病会影响静脉中二氧化碳的排出，从而导致右侧心脏出现病变。

* 肺心病症状

刘先生今年74岁。冬春之交他就因为天气变化出现了喘憋、咳痰的症状，严重的时候甚至一度出现口唇发紫、发干。经过诊断，他患有轻度肺心病，而病因则是由于受凉引起的肺部感染，如果不抓紧治疗，很可能会导致下肢出现水肿等情况。因此医生赶紧给他使用了平喘化痰、抗炎的药物，经过20多天的治疗，刘先生的病情终于有了好转。

专家提示

肺心病的主要表现除了咳痰、喘这些呼吸道的症状外，还会出现下肢水肿、右心功能不全的表现。肾脏疾病造成的水肿一般表现为全身浮肿，如果水肿从下肢开始，同时还伴有咳喘的症状，就要考虑是肺心病了。

* 心脏基础病会加重肺心病

冠心病、高血压会引起左心的改变，如果同时还伴有肺心病，左心和右心都会有问题，左心有问题会加重右心负荷，右心有问题也会加重左心负荷，互相影响。当形成全心功能不好时，整个病情就会加重。

* 重视肺心病　警惕并发症

早期肺心病的时候，可能不一定表现出很明显的症状，或者不一定表现出心衰的症状。如果发展到晚期，会出现水肿、心慌、心律失常、眼睛肿等特征，除了相关的特征之外，如果进一步加重，肺部以及心脏的情况会恶化，心脏就表现出心功能衰竭，叫心力衰竭，然后腿部可能会出现反复水肿，还会出现心律失常、心慌的表现，以及其他严重的并发症。如果发作以后，控制不及时，患者会出现合并消化道出血、合并肺心脑病——肺心病再加重就是肺心脑病。

长期的慢性阻塞性肺疾病会导致心脏出现心力衰竭，甚至是肺心脑病，严重的还会造成各脏器并发症，危及生命。

* 肺栓塞发病急、危害大

马女士自从得过肺炎之后就特别注意身体，可最近一段时间，她又出现了胸闷的情况，有时还会有轻微的疼痛，会是心脏病吗？她越想越觉得害怕，于是赶紧来到医院，经过仔细的检查，医生认为她没有患上心脏病。听到这个结果，马女士松了一口气，接下来医生的话却让她有些意外，她患上的是肺栓塞。医生告诉她虽然她患上的不是心脏病，但是情况却比心脏病还要严重。

专家提示

肺栓塞也分轻重，有的轻的甚至没有症状，有的是通过住院检查其他病才发现的。所以很多患者都不知道自己有肺栓塞。肺栓塞一旦发生，会使整个肺循环出现障碍，与心肌梗死一样危及生命，因此应给予充分的重视。肺栓塞在初期与心肌梗死的症状极为相似，很容易被误诊，一定要仔细甄别。

* 久坐血栓易形成　堵塞动脉形成肺栓塞

刘女士是一名白领，经常要在电脑前工作 8 个小时以上。这天，她像往常一样早早来到单位，开始了一天忙碌的工作，可没过多久，她就突然觉得呼吸困难，而且胸部还隐隐作痛。同事赶紧叫来了救护车将她送到了医院，经过检查，刘女士患上了肺栓塞，而原因就是久坐。

专家提示

久坐是导致肺栓塞的重要原因之一，有久坐习惯的人应多喝水、多运动。肺栓塞的治疗与心肌梗死的治疗相似，都需要使用抗凝或溶栓的药物，但肺栓塞的预后效果更好。预防肺栓塞要从细节做起，如需长时间坐飞机，可以多喝水、多运动；如果工作需要长时间站立，则可以穿弹力袜来防止血栓的形成。

第八章

会呼吸的"定时炸弹"

讲解人：童朝晖、张鸿

童朝晖 首都医科大学附属北京朝阳医院副院长，北京市呼
　　　　吸疾病研究所副所长

张　鸿 首都医科大学附属北京朝阳医院呼吸与重症医学科
　　　　副主任医师

＊ 严重的肺结核是否会导致肺炎

＊ 老年人容易发生肺部感染的原因是什么？

＊ 预防肺炎要避免哪些外界因素？

　　肺部感染是非常严重的呼吸系统疾病，一旦肺部出现了问题，氧气便不容易从肺部输送到血液，使身体机能得不到足够的氧气，导致不能维持正常运行。如果症状持续下去，患者有可能会出现呼吸困难，甚至呼吸衰竭，危及生命。肺炎的原因究竟有哪些？又该如何预防呢？首都医科大学附属北京朝阳医院副院长，北京市呼吸疾病研究所副所长童朝晖，首都医科大学附属北京朝阳医院呼吸与重症医学科副主任医师张鸿一同为您讲解。

＊ 肺炎的诊断

　　刚入春时的温度还有点偏低，马女士跟老伴在附近公园散步。在路上的时候她就感觉有点不舒服，以为是着凉了，认为多喝热水就能够好。可是一量体温是37.8摄氏度，虽然是低烧，但老伴还是没敢大意带她去医院

了。在检查中，马女士除了血象中的白细胞略微偏高，其他的检查都基本正常，说明她体内可能存在炎症，因此医生给她开了些消炎药。但是时间过去了，马女士的病并没有好。他们再次来到医院，并进行了血象和X线摄影检查，最后诊断为肺炎。

专家提示

通常37.2摄氏度以上或38摄氏度以下叫低热，到了38摄氏度就称为高热。诊断肺炎要通过血常规和X线摄影来确诊。血常规显示，马女士的血细胞是14.76毫摩尔每升，明显高于正常值9.16毫摩尔每升。中性粒细胞的百分比也出现增高，达到了84.4%，这说明有细菌感染。X线摄影结果上，右下肺的位置有点片状的高密度阴影，说明肺里有渗出。结合白细胞的增高，诊断马女士患上了肺炎，并且是细菌性肺炎。

* 肺炎的原因

1. 肺结核

虽然在身体检查中，马女士的各项指标都比较正常，肺炎的症状也不算太严重，但医生还是在随后的问诊中，发现了大问题。原来，马女士曾在2007年初患过肺结核，虽经过治疗，但也留下了隐患，为她这次发病埋下了一颗定时炸弹。

专家提示

严重的肺结核可能会造成肺部的结构性改变，容易引发细菌感染，如果长期有细菌存在，就容易导致右肺感染。肺炎跟肺结核没有直接的关联，但是由于马女士的肺结核比较严重，造成肺部的结构性改变，容易形成细菌的感染，对右肺会有影响。因为左肺长期有细菌存在，可能导致右肺的感染。得了肺结核以后，一般是可以治愈的，但是也有的人会在肺里面留下一定的痕迹，出现钙化；有的患者可能出现纤维条索，引发牵拉性的支气管扩张，导致肺脏的结构发生变化，造成引流不通畅，痰液分泌增多，细菌在痰液中繁殖，从而引发肺炎。

2. 糖尿病

在问诊中，医生了解到马女士曾经患有肺结核，可是随着问诊的深入，医生却感觉马女士的情况越来越复杂。原来早在 15 年前马女士就被查出患上了糖尿病，由于她很重视，所以血糖这十几年来一直都控制得很理想。可是，她想不明白，糖尿病跟她的肺炎有什么关系呢？

专家提示

对于感染性疾病患者，特别是肺结核、肺炎都得过的患者，糖尿病是很重要的原因。因为糖尿病患者要控制饮食，要控制对营养丰富、含糖量高或者高蛋白的食物的摄取，就可能导致营养不足，身体免疫力下降。此时结核杆菌等病菌更容易侵入身体并大量繁殖，从而出现肺炎等疾病。如果血糖控制不好，体液和血液的含糖量比较高，对细菌来讲是很好的培养基。糖尿病患者和正常的健康人或没有相关基础疾病的人相比，更容易得肺结核、肺炎等感染性疾病。

3. 年龄

老年人更容易患上肺炎，有三方面特点。一是高龄，60 岁以上的老人，年龄增长导致身体器官老化。二是有老年肺炎的患者一般会有基础疾病，如糖尿病、心血管系统疾病、脑血管系统疾病。三是老年人免疫力较差，所以比年轻人更容易得肺炎，治疗情况也更加复杂。

肺炎跟肺结核没有直接的关系，但严重的肺结核可造成肺部的结构性改变，容易引发细菌感染，导致肺炎。糖尿病会导致身体免疫力下降，此时病菌更容易侵入身体，并大量繁殖，从而出现肺炎等疾病。老年人由于器官老化、基础疾病和免疫力较差更容易得肺炎。

* 肺炎的预防

1. 自测问题

（1）年龄大于 65 岁或小于 2 岁。

（2）有吸烟史。

（3）有慢性呼吸道疾病和慢阻肺。

（4）有基础疾病，包括冠心病、高血压、糖尿病等。

（5）在流感季节容易被感染。

（6）因为在流感季节容易被感染，接种过预防肺炎的疫苗。

以上 6 类人群都是肺炎的高危人群，一定要定期检查，提早预防。

2. 预防方法

受凉、劳累都是肺炎发生的诱因。老年人在寒冷季节出门时要注意保暖，锻炼的时候尽量保证少出汗，如果出汗要及时加衣服。此外，还可以增加耐寒锻炼，如在冬天的时候用冷水洗脸。蔬菜水果中的维生素 C 可以增加身体的免疫力，而香菇、蘑菇、木耳都可以提高免疫力，这些食物对感染的预防十分有益。

可以用六道问题自测是否有患肺炎风险，提早留心，及时检查；一旦发生肺部感染，要及时就医；要避免受凉、劳累，注意耐寒锻炼；梨可以润肺化痰，多吃梨有助于预防；维生素 C 可以增加免疫力，预防感染。

第九章

警惕疯狂的致病菌

讲解人：李琦

首都医科大学附属北京胸科医院原副院长、北京市结核病胸
部肿瘤研究所原副所长

* 结核病有哪些症状？

* 结核病不及时治疗有哪些后果？

* 导致结核病的元凶是什么？

　　这种病菌曾经一度肆虐，被人称为"白色瘟疫"。
这种病菌行踪十分隐匿，传播速度非常惊人。如何才能
躲避细菌感染，春季又有哪些保护呼吸道的方法，面对
可怕细菌我们该如何应对？首都医科大学附属北京胸科
医院原副院长、北京市结核病胸部肿瘤研究所原副所长
李琦为您一一解答。

* 结核病是一种全身性疾病

　　刘先生退休前一直从事文案写作，经常伏案工作。年轻
时还好，可是上了年纪，自己的腰椎就开始出问题，经常是
酸痛难忍，弄得他苦不堪言。刘先生也没敢耽误，又是吃药，
又是贴药，可就是一点作用都没有。自己治疗无果，刘先生
还是去了医院。结果让他大吃一惊，医生给他诊断是得了骨
结核，如果再不进行正规治疗，他很有可能就会瘫痪。

结核病是一种全身性疾病，人身上除了头发和指甲以外，其他部位都可能发生结核病。比较常见的有肺结核、骨结核、结核性脑膜炎、肾结核等。

专家提示

结核病是全身性的疾病，不但肺会得结核，骨头会得结核，其他的部位包括器官也会得结核。例如，肾脏结核，叫肾结核；中枢神经系统的结核，叫结核病脑膜炎等。为什么全身各个系统除了头发和指甲以外都会得结核？主要是肺里的结核病灶当中有结核分枝杆菌。结核分枝杆菌会随着血液、淋巴液在全身循环，当到了一个部位以后，可能就在某个部位停止下来，像安营扎寨一样。安营扎寨以后会繁殖生长，在这个部位出现结核病，然后结核病再转移，有可能肺里的结核病随着血液到腰椎了，在腰椎安营扎寨，繁殖生长，这样就得了腰椎结核，其他的部位也是同样的道理。

* 结核病侵害脊柱可致瘫痪

除了腰椎得结核以外，颈椎、胸椎也都会得结核。如果腰椎得了结核以后，骨头就被结核破坏，破坏以后使中间的脊髓也受到破坏、压迫、损伤，这种情况下脊髓就不会传达指令了。如果损坏严重的情况下，患者两条腿都不会动，就会出现瘫痪。如果病变的位置越高，比如颈椎，没有及时的救治，后果可能更严重，患者可能会出现高位截瘫，甚至胳膊可能都不能动了，严重的会影响呼吸等。

* 脊柱结核疼痛不同于颈椎、腰椎病

结核病是一种全身性疾病，其共有的症状是发烧、没劲、不爱吃药、消瘦等。一般的颈椎病和腰椎病不会有结核杆菌感染，这是第一个区别。第二个区别可能有

疼痛，结核引起的脊椎疼痛与一般的颈椎、胸椎痛不同，是长时间的持续疼痛。在活动以后疼痛比较重，包括走路、弯腰或者打喷嚏，夜间疼得更加厉害，有的患者在夜间还会在疼痛中醒来。当出现颈椎结核、腰椎结核会有特殊的姿态，可能会歪着疼。但是一般同时出现颈椎病和腰椎病的情况相对少见。有的腰椎结核、颈椎结核，患者首发症状可能就是高位截瘫，所以这几点和普通的颈椎病、腰椎病不同。

* 结核病元凶

结核病已有几千年的历史。考古学家从新石器时代人类的骨化石和埃及 4500 年前的木乃伊上，就发现了脊椎结核。我国最早的医书《黄帝内经》上，记载了类似肺结核病的症状，由于历史上对这种疾病认识不深，它在 17 世纪中叶的欧洲一度肆虐。因结核死去的人不计其数，所以它又被称为"白色瘟疫"。直到 1882 年，欧洲人罗勃特·科赫首次公布了他的发现，结核病的元凶是结核分枝杆菌，这才使得人们重新认识了结核病。

结核病是由细菌引起的，由结核分枝杆菌传染，所以是慢性传染疾病，传染主要通过空气粉末传播。在中国大概有 1/3 的人都感染过结核分枝杆菌，但是感染了结核分枝杆菌，不一定都得病，因为肌体的免疫力可以把结核分枝杆菌杀死，所以在被结核分枝杆菌感染的人中有 10% 的人将来可能会得结核病。

* 结核病菌传染性强 不易察觉

前段日子，王先生一过中午就开始发低烧，而且还咳嗽，觉得浑身没劲，自以为身体硬朗的他吃了点感冒药，也没太重视。可是一个月过去了，症状不仅没有好转，反而还咳出了血，于是他来到了医院。通过X线摄影检查，确诊他患上的正是肺结核，再不进行正规治疗，病情将会越来越重。

专家提示

很多患者跟王先生一样都没有意识到自己得了结核病，因为结核病在没确诊之前对患者是隐性的传染源。由于患者不知道自己得了结核病，在与别人接触的时候把结核分枝杆菌通过飞沫传递给别人，这样活动性的肺结核一年可以传染 10～15 个人。

结核病的潜伏期是很难确定的。一般潜伏感染者没有传染性。对于发病的患者来讲，也不是所有人都有很强的感染性。比如排水的患者检查痰，在痰中查出结核体，这就是明显的传染源。痰如果是阴性的，或者肺部有结核分枝杆菌，但是比较陈旧，这样传染性基本很小。

不是所有的结核患者都是传染源，在潜伏期的患者没有传染性；结核分枝杆菌比较隐匿，在没有发病的时候，很难查到体内是否含有结核分枝杆菌。要想尽早发现它的行踪，就要学会识别结核病的发病症状。

* 结核发病的症状

张先生今年30岁，是一家软件公司的业务主管，平时工作忙碌，经常加班。2010年4月，张先生因为赶公司的项目，连续熬了3天夜，一向身体健康的张先生开始有些咳嗽。开始他以为是不小心感冒了，于是吃了些感冒药，可是两周过去了，咳嗽的症状并没有消失，并且开始发烧。于是他来到医院检查，本想着开些退烧药，结果医生的诊断让他大吃一惊，他竟然患上了肺结核。

专家提示

结核发病是有症状的。第一是发烧，大部分患者都是在下午或者晚上发烧，温度很高，一般在 37～38 摄氏度，也可以叫午后低热。第二是乏力，浑身没劲、打不起精神。第三是总咳嗽，有咳痰。如果两周后都不好，就要警惕是不是结核病，要及时到医院就诊。第四是有盗汗，夜里睡觉醒了之后枕头和睡衣都湿了。第五是消瘦，患者体重减轻，还不喜欢吃饭。第六是有些严重的患者还会出现咳血、心疼之类的症状。如果有个别以上情况请及时去医院就诊。

＊随地吐痰有危害

在生活中很多人有随地吐痰的坏习惯。痰接触空气后，痰中的病毒和细菌会与尘埃混在一起在空气中漂浮。当人们吸气的时候，吸入肺内有可能会被感染，严重的可能会出现结核病。在有痰时可以吐在纸巾上，然后放在小的痰袋里集中销毁，这样可以有效地避免结核分枝杆菌的传播。除了咳痰还有打喷嚏，肺内的结核分枝杆菌通过喷嚏扩散到周围，通过飞沫传播，最好用纸巾遮挡一下，然后将纸巾扔到垃圾箱里，避免细菌传播。

＊结核病易感人群

抵抗力低的人容易得结核病，如婴幼儿、老年人、慢性病患者等。近几年老年人的结核病发病率在逐年增高。慢性疾病患者，身体抵抗能力就变差了，这让结核病有机可乘。糖尿病患者也比较容易患结核病，主要是因为患者体内血糖比较高，会使周围的组织、抵抗力和免疫功能下降，没有免疫功能可以抵抗侵入的结核分枝杆菌，容易使结核分枝杆菌繁殖和生长。糖尿病患者患结核病的风险比血糖正常的人要高3～10倍。近几年糖尿病合并结核病发病率以每年25%的速度递增。患者有

结核病有午后发低烧、夜晚盗汗、乏力、咳嗽、食欲不振、消瘦等症状，有些症状和感冒十分相似，如果经过治疗两个星期不见好转，就要怀疑是结核病所致。

症状之后就要及时就诊，控制好血糖，定期去做胸片检查，早发现早治疗。

* 预防结核

结核也是可以预防的。第一，接种疫苗，加强防护。在婴儿出生的时候要注射卡介苗。第二，加强锻炼。通过运动来提高抵抗力，这样即使有结核分枝杆菌吸入体内，也可以用强大的免疫功能将细菌杀死。第三，通风。屋内通风半小时可以改善房间的空气质量，也可以稀释或者降低空气中的结核分枝杆菌的飞沫和病毒。第四，生活规律，避免劳累。因为长期劳累会使肌体的抵抗力降低。第五，注意营养，饮食要均衡，不可以偏食或者过度节食减肥。

* 结核病传播的主要途径

结核病的感染途径主要有三个：第一经空气和呼吸道传染；第二经消化道传染；第三是母婴的直系传播。空气的传播主要有两种方式，一种是飞沫传播，另一种是尘埃传播。飞沫的传播是最主要的传播方式之一，当结核病患者咳嗽、打喷嚏，或者大声说话时，就有一些含有结核分枝杆菌的飞沫从患者的呼吸道排入空气。

* 胸片 CT 是结核病主要排查方法

结核病的诊断标准，一般分为以下几个方面：首先临床表现最重要的检查方法之一是胸片。在胸片上出现结核病影像学的改变，有一些胸片上的影像学改变不典型，所以这样的患者可能还需要去做胸部的 CT 检查来进一步鉴别诊断。如果通过检查，医生确诊得了结核病，患者一定要及时到定点的医疗机构，对结核病进行规范化的治疗，主要包括结核病的专科医院或者一些综合医院里的结核病科。现在分布在各个区、县的结核病的防治所，也同样承担结核病治疗的工作。通过规范的治疗，达到一定的疗程以后，大部分结核病还是可以治愈的，但是也有小部分患者不能完全地被治愈。

* 不规范用药易导致耐药性结核病

张先生 2010 年被确诊为肺结核，当时医生给他开了抗结核的药物，张先生回家后每日按时服药。两个月的时间，他咳嗽、盗汗等症状就消失了，他认为自己的身体已经恢复了，心想是药三分毒，既然已经好了，就不用再吃药了。可是过了 5 个月，他的病情出现了反复，这次比第一次症状明显加重，医生说他已经发展成了耐药性结核病。

专家提示

耐药性结核病就是体内的结核分枝杆菌对于现在所使用的药物产生了抗药性，用多少药物患者的结核分枝杆菌也不能被杀死，就导致患者的结核病不能被治愈。张先生会出现耐药性结核病，主要是因为他早期中断治疗。耐药性结核病发生，一方面是跟结核分枝杆菌的基因突变有关系，另一方面也跟不规范治疗有关系。张先生才治了两个月，症状好了就停药。患者实际症状好转，并不代表结核分枝杆菌都被杀灭了，所以提前停药造成不规范治疗，就容易引起耐药性结核病的发生。

目前，大部分结核患者可居家口服药物治疗。结核患者要按时服药，规范治疗，定期复诊，避免出现耐药性结核病。

* 结核患者的亲属须做好防护

去年，张先生得了肺结核，他的妻子可谓对他照顾得无微不至，每天叮嘱他按时服药。可就在今年4月，张先生的妻子出现了咳嗽和发烧的症状，于是赶紧到医院做了检查，诊断结果显示张先生的妻子也患上了肺结核。医生告诉她，她患上肺结核正是由张先生传染的。

专家提示

当家里出现了结核患者以后，同样要做好科学的预防。如果患者排菌很严重，或者不能去医院做治疗，在尽可能的情况下做好预防工作，一方面所有的房屋通风换气；另一方面护理人最好戴上口罩，这样避免吸入结核分枝杆菌飞沫。

* 如何杀灭结核分枝杆菌

针对结核分枝杆菌，可以采用煮、干热、晒以及擦拭含氯消毒液的方式进行杀灭，同时屋内要注意通风，与结核患者接触最好戴口罩进行防护。

对于结核患者用过的东西采用物理消毒的方法。如煮沸，把患者用的东西经高温煮一煮。一般是在100摄氏度，煮10分钟，结核分枝杆菌就可以被杀死了，患者用过的碗筷可采用煮沸方式消毒；患者穿的毛衣、皮大衣是不能煮的，但可以用干热的方法，100摄氏度，10分钟也可以杀菌。另外，紫外线有杀死结核分枝杆菌的作用，也可把衣物拿到阳光下直晒，或者用紫外线灯来照射。

第十章

多事之秋谨防"喘"

讲解人：黄克武

首都医科大学附属北京朝阳医院呼吸与危重症医学科主任医师

* 咳嗽分哪些不同的情况？

* 咳嗽和哮喘之间有什么关系？

* 哪些原因会引发哮喘？

有一种疾病，它在秋季高发，咳嗽、打喷嚏、气喘都是它的表现，但是它却能致命。为什么它的发作跟过敏有关，我们怎样才能远离它的困扰？首都医科大学附属北京朝阳医院呼吸与危重症医学科主任医师黄克武为您一一解答。

* 重症哮喘发作会危及生命

2012 年 9 月 15 日，北京朝阳医院急诊室的走廊里，一辆疾驰而过的担架车，引起了很多人的注意。这位患者直接被送进了重症监护室，她大口地喘着气，仿佛有人在勒着她的脖子，经过抢救，终于脱离危险。经过确诊，该患者是急性哮喘发作，若非抢救及时，可能早已失去生命了。

专家提示

重症哮喘发作会危及生命，也会给患者和家属带来很多痛苦。哮喘发作最典型的特点就是"喘"，但有些情况可能只是出现咳嗽、胸闷这些并不典型的症状。哮喘的发作与季节有关，但是有些患者在秋季或冬季病情较重，有些患者可能春季病情较重，每个患者的情况都是不同的。

* 咳嗽分三种情况

咳嗽根据时间的长短分三种情况：咳嗽时间在3周之内是急性咳嗽；咳嗽时间在3～8周是亚急性咳嗽；两个月以上叫慢性咳嗽。慢性咳嗽中如果白天咳嗽轻，晚上咳嗽重，特别是凌晨两三点钟会咳醒，而且伴有眼睛和鼻子痒，就要引起注意，有可能是咳嗽变异性哮喘。

* 引起哮喘的原因

哮喘是与过敏有关的疾病，如花粉、豚草、霉菌、尘螨、动物皮毛、蟑螂等都是吸入式过敏原；虾、蟹、牛奶等是食入式过敏原。另外，当患者情绪异常波动时，也可能引发哮喘。阿司匹林也会引发哮喘，如果患者有鼻息肉或者已经有哮喘病史，要慎重使用阿司匹林，否则会诱发哮喘或者加重哮喘的病情。

* 气温变化也会引发哮喘

每到秋天，王先生就很苦恼，因为他有过敏性鼻炎，每到这样的天气，他总会一个劲地打喷嚏，结果前几天他开始持续咳嗽，到医院检查后竟然被确诊患上了哮喘。天气的因素跟哮喘之间有着什么关系呢？

咳嗽变异性哮喘表现为夜间咳嗽加重，同时会出现眼睛和鼻子干痒。

专家提示

空气里的温度或湿度过高、过低，如果进入人的气道里，刺激气道，会引起痉挛。如果是患有哮喘的人，气温变化也可能引起哮喘加重，有这种情况的患者，出门的时候戴上口罩，这样可以减少哮喘的发作。

* 哮喘的诊断

诊断哮喘，首先要对患者的症状进行大致的判断，通过胸片排除肺部疾病，点刺试验和验血排查过敏原。肺功能测试对于哮喘的诊断也很有意义，如果出现哮喘，气道会痉挛收缩，肺活量就会降低。还可以通过气道激发试验，做肺功能的同时提供低浓度的药物刺激测试者气道收缩，而正常人对低浓度的药物不会有反应。

对哮喘的诊断需要一步步排查，首先是看有没有临床症状，其次是检查过敏原，最后是进行肺功能、气道激发试验等来综合检查是不是哮喘。

* 治疗哮喘的激素类药物使用剂量很小

治疗哮喘的激素药物的剂量很小，而且吸入之后绝大部分不会进入血液中，而是在肝脏里代谢。吸完以后漱口，可以把留在嗓子里80%的药物去掉，只有20%进入肺里，经过肺部到肝脏代谢，所以患者不用恐惧激素的用量。

治疗哮喘所用的激素剂量很小，而且会通过肝脏等代谢掉，不会对身体产生危害，所以大家不必顾虑因为激素而导致骨质疏松等副作用。

第十一章

顺畅呼吸　安度秋冬

讲解人：黄克武

首都医科大学附属北京朝阳医院呼吸与危重症医学科主任医师

* 慢阻肺有什么症状？

* 如何治疗慢阻肺？

* 慢阻肺患者如何锻炼有助康复？

　　每到秋冬临近，一种病魔就会悄然而至。它与心脑血管病、糖尿病、肿瘤一起，并称为全球四大慢性病，这种病就是慢阻肺。慢阻肺有哪些危害？哪些人是慢阻肺的高危人群？怎样才能预防慢阻肺的发生与发展？首都医科大学附属北京朝阳医院呼吸与危重症医学科主任医师黄克武为您一一解答。

* 预防慢阻肺对于防治肺心病很关键

　　肺源性心脏病简称肺心病，是由肺部疾病引起的心脏病，是慢性呼吸系统疾病的终极病变阶段。很多慢性呼吸系统疾病最后都会导致肺心病，其中最值得注意的病就是慢性阻塞性肺疾病，简称慢阻肺。

　　慢阻肺是一种常见的慢性病，是全球四大慢性病之一。据统计，40岁以上的人群中，慢阻肺的患病率约为8.2%，即每100个人中就有超过8个人患有慢阻肺。老慢支和肺气肿的患者，如果肺功能检查出气流受限并且不能完全可逆，则将被诊断为慢阻肺。慢阻肺患者的气道狭窄是不可逆的，而且用药的效果也不是很好。

* 咳嗽、咳痰、气短是慢阻肺的常见表现

慢阻肺患者在运动或静息状态下都会出现气短。40岁以上，年龄越大患病的越多。一些吸烟者出现咳嗽、咳痰也有可能是慢阻肺的表现。慢阻肺除了是肺部疾病，也是全身性的疾病，有些人会觉得疲乏、无力、食欲不振或者骨质疏松，胸闷、气短、长期不动，肌肉也会出现萎缩。

* 肺功能测试是诊断慢阻肺的金标准

正常情况下可以通过肺功能检测，测试患者一秒呼出量和一秒呼出率，来判断患者是否出现通气障碍和肺功能在哪一个等级。使用支气管扩张剂后再做一次肺功能测试。如果两次测试结果相同，就可以诊断为慢阻肺。患者做胸片、CT 等影像学检查，也有利于诊断慢阻肺，可以排除支气管扩张、肺结核等一些其他疾病。

* 慢阻肺的治疗

慢阻肺治疗包括药物治疗和非药物治疗两种治疗方式。药物治疗包括使用一些短效、长效的支气管扩张剂。慢阻肺患者的气道通气障碍不可逆，但是长期坚持用药可以改善病情，维持在较好的水平。一些祛痰的药物也可以帮助患者减轻痛苦。

对于严重的慢阻肺患者来说，保证每天吸氧在 15 个小时以上可以预防肺心病的发生。另外，像打太极等一些适当的运动也有助于康复。

* 慢阻肺的高危人群

吸烟或被动吸烟都会伤害肺功能。燃烧生活燃料产生的有害气体也可能导致慢阻肺。有哮喘、慢性支气管炎的患者不及时治疗，也可能伴发慢阻肺。有慢阻肺家族史的人也是高危人群。寒冷的季节正是呼吸道疾病肆虐的时候，患者除了正规用药以外，打预防流感或者肺炎的疫苗，可以预防病情的加重。

* 慢阻肺康复锻炼

1. 腹式呼吸

腹式呼吸，即吸气时腹部鼓起，呼气时用嘴呼出，腹部随着气体呼出瘪下去，练习时可以把手放在腹部感受气息变化。节奏上，吸气的时间要短一点，呼气的时间要比吸气的时间长 2 倍。

2. 缩唇呼吸

缩唇呼吸，即吸气的时候用鼻子把气吸进肚子，然后嘴唇向里收缩呈吹口哨状把气用嘴呼出。自己练习时可在面前点燃一支蜡烛，在距蜡烛 30 厘米处重复动作，呼气时要做到使烛火倒下但不能灭。

无论是腹式呼吸还是缩唇呼吸，坚持每天 2 次，每次 20 分钟，可以有效地改善呼吸肌。

* 慢阻肺的饮食要领

患有慢阻肺的人饮食要讲究"一高一低"原则。"一高"指的是高蛋白，慢阻肺患者大多身体抵抗力差，所以可以适当多吃牛奶、鸡蛋、瘦肉等高蛋白食物。"一低"指的是低碳水化合物，高碳水化合物食物可能使肺的负担加重，所以慢阻肺患者适合吃谷物、蔬菜、水果等低碳水化合物的食物。

第十二章

潜伏在夜间的杀手

讲解人：郭兮恒

首都医科大学附属北京朝阳医院北京呼吸疾病研究所睡眠呼吸诊疗室主任、呼吸与危重症医学科主任医师

* 何谓睡眠呼吸暂停?

* 如何诊断睡眠呼吸暂停综合征?

* 如何缓解睡眠呼吸暂停综合征?

夜间睡觉连续发生多次呼吸暂停，结果让人不堪设想，到底什么是睡眠呼吸暂停综合征呢？首都医科大学附属北京朝阳医院北京呼吸疾病研究所睡眠呼吸诊疗室主任、呼吸与危重症医学科主任医师郭兮恒为您讲解。

* 睡眠呼吸暂停到底是什么

在 7 天的睡眠过程当中，如果有 5 天睡觉都在打鼾，那么打鼾就已经成为病，这种打鼾叫习惯性打鼾。如果是在打鼾的过程当中出现呼吸停止，就要引起特别注意。一般人只是注意到打鼾，没有太注意到打鼾的过程当中会有呼吸中断的现象，而呼吸中断的现象，就是呼吸暂停。

通常有四种打鼾的声音。第一种是吸气呼吸下都有鼾声；第二种是闭嘴呼吸有鼻鼾声；第三种是张口呼吸有鼾声；第四种是打鼾过程中出现呼吸暂停。一开始呼吸正常，突然闭塞了又猛呼吸，这种情况是呼吸暂停。睡眠呼吸停止超过 10 秒钟（包括 10 秒）称为呼吸暂停。

在一周 7 天的睡眠中，有 5 天出现打鼾就是习惯性打鼾，如果在打鼾时，声音时而出现时而停止，就是呼吸暂停，长时间的呼吸暂停会造成身体缺氧，出现心血管疾病，甚至猝死。

呼吸暂停一晚上有的发生几十次、几百次，有的人呼吸停止时间达到 1 分钟、2 分钟、3 分钟。发生呼吸暂停，严重的会造成身体缺氧，导致心脏缺氧，会出现心脏病、心律失常，出现冠状动脉供血不足，对心脑血管会产生影响，更严重的患者甚至发生猝死。

一般能够被家人听到的呼吸暂停，表明是比较频繁且不正常的，偶尔发生的呼吸暂停一般不会被观察到。这样的患者会有早晨起来口干舌燥、白天困倦、夜里睡觉可能憋醒、白天的精神差等现象。如果出现这些现象就应该到医院就诊。

* 睡眠呼吸暂停综合征的诊断方法

在 7 个小时睡眠过程中，如果发生 30 次呼吸暂停，叫睡眠呼吸暂停综合征。如果夜里睡不够 7 个小时，在 1 个小时睡眠中，发生 5 次呼吸暂停，也可以称为睡眠呼吸暂停综合征。1 个小时发生呼吸暂停的次数，叫呼吸暂停指数，指数越高病情越重。如果发生得频繁，每次时间不会太长。但有些患者的呼吸暂停指数并不高，呼吸暂停时间却很长，有的时候也是非常严重的问题。有的人达到 2～3 分钟，最长达到 3 分半钟没有呼吸，这种患者非常危险。

如果 7 小时睡眠中，出现了 30 次呼吸暂停或是 1 小时睡眠中，出现 5 次呼吸暂停就是睡眠呼吸暂停综合征，反复出现的呼吸暂停刺激大脑，出现微觉醒，从而影响睡眠。

在医院监测过程中，医生一直监测患者睡眠过程，如果再不呼吸就把患者叫醒。呼吸暂停恢复呼吸时，一般会严重缺氧刺激大脑，这种刺激大脑产生的反应，是醒觉反应。醒觉反应患者本身没有意识，不知道醒了，时间可能几秒钟，然后再进入睡眠状态，醒觉反应叫微觉醒。患者一晚上发生 500 多次的呼吸暂停，患者的睡眠质量是非常差的。

* 气道结构异常可能引发呼吸睡眠暂停综合征

小米刚结婚半年，最近却被媳妇赶出了家门，原因就是他睡觉打鼾。小米觉得很冤，自己既不吸烟也不喝酒，更不属于肥胖的类型，怎么可能打鼾呢？为了证明自己的清白，他特地来到医院，想通过科学的检查来证明。然而，当医生对他进行身体检查后，却认为他很有可能会出现打鼾的情况，而这就与他的气道结构有关了。

专家提示

打鼾一是要看患者扁桃体是不是肥大；软腭是不是肥厚；悬雍垂也就是小舌头是不是很长很粗，如果结构有问题，也会导致睡眠打鼾和发生呼吸暂停。扁桃体组织属于淋巴组织，经常反复发炎会逐渐增生，增生以后很难再恢复成原来的样子。扁桃体组织变得越来越大，会造成气道狭窄，而悬雍垂下垂也会造成睡眠呼吸暂停。特别是小下颌的患者，存在舌根后缀的问题，睡觉仰睡打鼾明显，侧身睡舌根后缀情况减轻，打鼾情况会减轻。

如果扁桃体肥大、软腭肥厚、悬雍垂下垂、舌根后移或下坠、鼻甲肥大以及鼻腔堵塞，都可以导致打鼾。

* 缓解睡眠呼吸暂停综合征的方法

1. 减肥、侧卧

打鼾，没有呼吸暂停，这种问题不光对患者自己的睡眠有影响，对家人的睡眠也有影响。这种危害并不是很大，需要从几个方面注意。如果肥胖，则要注意减肥，减肥对患者来说是非常有效的治疗方法。在打鼾人群中，正常人群占有百分之十几，而肥胖的人可以达到50%，肥胖是打鼾的重要因素之一。采用侧卧睡眠方式，可以把打鼾严重程度减少一半。

2. 戒烟、戒酒

睡眠打鼾，有呼吸暂停的患者，尽量不要喝酒、吸烟。要戒烟戒酒，烟草刺激造成打鼾严重，喝酒也会加重打鼾。有的患者睡眠中甚至出现危险和意外。

3. 呼吸机让呼吸变通畅

通过呼吸机的治疗，可以把患者的上气道打开，保持呼吸道通畅，不会发生呼吸暂停，这种效果非常明显。不同患者选择呼吸机类型和呼吸机功能不一样，根据病情恢复情况也不一样，一般佩戴呼吸机两周之后，打鼾情况、呼吸暂停情况明显缓解，有的患者长期佩戴。

4. 手术治疗

对于扁桃体肥大、悬雍垂肥大、软腭肥厚、鼻甲肥大的打鼾患者，可以通过手术切除多余的组织，打鼾也可以得到缓解。但当合并有其他问题时，则需要具体问题具体分析。

第十三章

巧睡眠 更健康

讲解人：郭兮恒
首都医科大学附属北京朝阳医院北京呼吸疾病研究所睡眠呼吸
诊疗室主任、呼吸与危重症医学科主任医师

* 关于睡眠有哪些误区？

* 失眠与哪些因素有关？

* 如何改善睡眠？

您有没有看着电视睡着的经历？睡前运动，是否有
利睡眠？睡不着真的跟运动有关吗？首都医科大学附属
北京朝阳医院北京呼吸疾病研究所睡眠呼吸诊疗室主任、
呼吸与危重症医学科主任医师郭兮恒为您讲解。

* 做梦作用大 有益生长和工作

睡眠中有做梦和不做梦的分别。做梦，对白天的记忆、
神经系统的恢复都是非常有意义的。做梦的睡眠多或少，
和孩子生长发育、成年人白天工作能力有非常密切的联
系。正常人睡觉时，睡眠呈周期性变化。开始进入睡眠时，
先是进入不做梦的睡眠，就是进入浅睡眠，然后再进入做
梦的深睡眠，再回到浅睡眠，再进入做梦的深睡眠，这个
过程叫睡眠周期。睡眠周期成年人大约 90 分钟，孩子大
约 60 分钟，也就是一夜 7 小时的睡眠过程中，可能要经
历 4 ～ 5 个睡眠周期。这是很高质量的完整的睡眠过程。
睡眠好与坏，要看睡眠结构和睡眠质量。

成年人的睡眠周期
约为 90 分钟，儿童
的约为 60 分钟，在
7 小时的睡眠中，包
括 4 ～ 5 个睡眠周
期。其中，做梦的
睡眠多少直接影响
着儿童的生长发育
和成人的工作能力。

* 压力大给睡眠带来影响

小白刚刚到一个新单位工作，初来乍到的她为了能尽快进入工作状态，所以特别刻苦，每天一早就来，到很晚才走。转眼一个月过去了，她的身体开始有些吃不消，小白总是感觉犯困，有时候躺在沙发上想休息一下，却怎么也睡不着，晚上回到家她也经常久久不能入眠，这让她非常苦恼。

专家提示

小白显然是工作压力太大了，造成精神紧张导致睡眠出现了问题。白天的工作比较紧张或者工作时间比较长，晚间睡眠的时间可能相对缩短了；或者是主动地剥夺了一部分睡眠时间，等有时间睡觉时，如果质量比较高，还能够补充白天的疲劳。但像小白，白天困倦，想睡不能睡，夜间入睡困难，明显是因为工作压力大造成了睡眠障碍。

* 常见的睡眠误区

一个人睡眠质量很高，通常不需要午睡，也不会觉得特别困倦。有的人有午睡习惯，只要午间睡眠不影响晚间睡眠，这样可以睡；有的人午间睡觉以后，晚间睡不着，影响夜间睡眠，这样就不要睡午觉；要注意午觉时间不要过长，如果午间睡眠时间过长，会导致晚间入睡出现困难。睡眠跟年龄有关系，年轻人入睡比较快，老年人入睡相对比较困难。如果老年人午睡比较多，容易导致夜间睡眠质量受影响。

* 长期饮用咖啡、茶会影响生物钟

小武经常要加班，为了能保证工作质量，他总要在晚上喝上一杯咖啡。起初还真起作用，喝完之后就精神抖擞，一直工作到半夜都不会觉得累。可好景不长，很快他就发现，虽然工作很有精神，但工作完之后却怎么也睡不着。于是，他赶紧停了咖啡，让他感到奇怪的是，咖啡虽然停了，但入睡仍然困难。

专家提示

大多数人喝咖啡或茶会让大脑兴奋，睡眠不好的人尽量不要喝咖啡或茶，特别是下午不要喝咖啡。喝咖啡是为了延缓疲劳，客观上剥夺睡眠状态，从而会使睡眠不足。长期靠咖啡改变作息时间、生物钟，以后会出现睡眠障碍。

* 你剥夺了自己的睡眠吗

不知道从什么时候开始，小武就有了一个特别不好的习惯——每次看着电视总会不小心睡着。可是等真的躺下睡的时候，反而睡不着。往往这个时候他会再次坐起来看电视，可是看着看着又会打盹儿。

专家提示

睡觉是需要持续的过程和连续的时间的。要在舒服的环境睡觉，坐着睡觉很难持续很长时间，不利于血液循环和脊柱肌肉的放松，所以不适宜长时间坐着睡眠。

作息时间改变易导致精神不振。现在晚睡熬夜非常普遍，特别是年轻人，加班工作，上网，到咖啡厅、酒吧，最终导致剥夺了一部分晚间睡眠时间，造成睡眠时间缩短。这跟失眠不一样，失眠是有睡觉的时间、有睡觉的环境却睡不着。熬夜是故意不睡，想方设法不睡。医学上称为睡眠剥夺，睡眠剥夺造成的结果跟失眠造成的结果一样，导致白天困倦、精神不振。

* 偶尔熬夜不可怕　及时补觉最重要

如果某天熬夜、睡眠过少，最好当天晚上补觉，或在第二天午间补回来。如果是偶尔一天需要加班工作，必须熬夜导致睡眠不足，第二天补过来，对健康是没有太大影响的。如果形成一种习惯，每天晚上都熬夜，每天都造成睡眠不足，如果后面补充睡眠不及时，会导致身体神经内分泌功能紊乱。这样的人容易发生一些疾病，包括高血压、内分泌功能紊乱，对女孩子肤色也会造成很大影响。不过有很多人工作是在夜间，只能白天休息。这样工作的人如果保证白天有充足的睡眠，使作息时间保持规律性，对健康是没有影响的。

* 睡眠状况跟心理因素有关

乐观的人往往睡眠质量比较高，而对自己要求过高或生活不规律的人容易出现入睡困难。

睡眠状况与心理因素有关。性格豁达、乐观，能够调整自己的人，睡眠质量比较好。什么样的人睡眠质量不好、入睡困难呢？对自己要求较高、生活不规律、睡眠习惯不好，都会导致睡眠质量下降，出现入睡困难的问题。临床当中入睡困难、失眠的患者，分析患病原因后发现，60% 以上都与心理因素有关。

* 改善睡眠的几种方法

1. 数数可转移注意力，帮助入眠

小武自从发现入睡困难之后就想了各种办法，吃药对身体影响太大，喝酒倒是不错，可就是每次喝完之后，就觉得身体更加疲惫，这可怎么办呢？要不试试大家推荐的数羊吧。小武每天躺在床上都会看着天花板数羊，时间一分一秒地过去了，可小武的睡意却越来越少，反而还有越来越兴奋的感觉，难道是自己数得不对吗？

专家提示

数数可转移注意力，帮助入眠。做重复的数数，只不过是把注意力转移到其他地方，而不是想白天的事情，如一些烦恼的事情放不下就会导致入睡困难。但数数过程中别太认真，差一两个无所谓，主要是过程很重要。听音乐、看书都可转移注意力，帮助入眠。

数数、听音乐或是看书都是为了转移注意力，让精神放松，以便能够快速入眠。

2. 按摩两穴位，轻松好入眠

穴位按摩有助于入眠。一是手心的劳宫穴，二是脚心的涌泉穴，左右各按 10 ~ 20 下，有助睡眠。另外，躺在床上想象自己的身体部位依次放松，如先感觉头部肌肉有意识地放松，之后上肢、腹部、下肢肌肉逐渐放松，这个方法也会转移注意力，使人更容易入睡。

按摩手心的劳宫穴或脚心的涌泉穴每次 10 ~ 20 下，可以放松精神，达到帮助入眠的目的。此外，有意识地放松身体也可以转移注意力，帮助入眠。

第十四章

睡出来的疾病

讲解人：郭兮恒

首都医科大学附属北京朝阳医院北京呼吸疾病研究所睡眠呼吸
诊疗室主任、呼吸与危重症医学科主任医师

* 睡眠呼吸暂停综合征是什么？

* 哪些现象应警惕睡眠呼吸暂停综合征？

夜晚时分，看似平常，睡眠呼吸暂停综合征患者却徘徊在生死边缘；这看似平常的现象，为什么会对身体造成严重影响？如何来判断您是否是这种疾病的高危人群？首都医科大学附属北京朝阳医院北京呼吸疾病研究所睡眠呼吸诊疗室主任、呼吸与危重症医学科主任医师郭兮恒为您讲解。

* 睡眠呼吸暂停综合征是什么

2012 年初的一天夜晚，正在睡梦中的赵先生突然被一阵急促的咳嗽呛醒，他赶紧坐了起来。过了一会儿，他才感到好些，又重新躺下继续睡，可刚睡一会儿，他再次被一种强烈的窒息感憋醒，最近这两个月以来，几乎每晚都会上演这样的情景。睡在一旁的老伴，只是感觉他打鼾的声音突然消失了。在老伴的督促下，赵先生来到了医院进行检查。在了解了他的情况后，接诊的医生在给他检查了呼吸道和颌面部的结构后，就安排他在一张特殊的床上睡一夜，这样的检查方式赵先生从来没见过，这让他感到有些奇怪。一夜过去了，这张特殊的床给出了一份详细的分析。医生告诉赵先生，这叫多导睡眠监测，主要是通过对他睡眠状况的监测来判断他是否患有疾病。

专家提示

患者因为打鼾到医院门诊看病，医生判断他是睡眠呼吸障碍患者，描述当中也有睡眠呼吸暂停的现象。医生让他在睡眠中心做了一个整夜的睡眠监测，观察他睡眠中的呼吸、心脏和血氧的情况。通过监测，医生发现他一夜当中，发生呼吸停止 325 次，同时伴有很明显的、严重的血氧饱和度下降，说明他有缺氧的问题。

* 睡眠呼吸暂停综合征的诊断标准

睡眠呼吸暂停综合征的诊断有以下标准：首先，从临床表现来看，患者有打鼾的表现。其次，家属会注意到患者睡觉当中有呼吸中断的现象，这也是最初看病的原因。最后，还有一个很重要的特征，就是患者白天会困倦、嗜睡，觉得没精神。如果有这些典型的临床表现，同时在夜间监测的时候，在一晚上睡眠过程当中，发生了 30 次以上的呼吸暂停，就可以诊断是睡眠呼吸暂停综合征。

* 哪些现象应警惕睡眠呼吸暂停综合征

缺氧、浅睡眠都会导致白天嗜睡。患者通常夜间睡眠时间有七八个小时，甚至睡到 10 个小时，但是白天仍然嗜睡，这是因为夜间睡眠的时候会出现反复的微觉醒，反复使大脑缺氧，所以白天就会感觉到极度的困倦。

睡眠呼吸暂停综合征的患者，最大的特点就是在 7 小时的睡眠中，呼吸暂停超过 30 次，而睡眠呼吸暂停不仅影响患者的日常生活，甚至还会造成意想不到的危害。

如果口干舌燥，就要当心打鼾在作祟。患者一般睡觉是张口呼吸，早上起来口干舌燥，会觉得自己有咽炎，经常去看咽炎，但是久治不愈，实际上跟打鼾是有关系的。

警惕打鼾让血压越睡越高。有些患者会表现为血压增高。睡眠呼吸暂停综合征的患者，差不多一半以上都有血压高，甚至还会夜间血压升高，但白天测不到。早期可以表现为早晨起来血压高，在量血压的时候会发现。高血压的患者休息以后血压就下来了，活动以后、情绪激动以后血压会升高。睡眠呼吸暂停综合征的患者，越睡觉血压越高，睡醒后活动一会儿血压反而会下来。如果出现这种现象，要注意可能就是睡眠呼吸暂停引起的高血压。

睡眠呼吸暂停综合征会影响内分泌代谢。这是因为反复缺氧会影响人体的内分泌代谢，影响胰岛素的分泌，出现继发性糖尿病。

* 打鼾对人的影响

1. 食管反流

睡眠呼吸暂停综合征的患者，约 1/3 的人会有食管反流的现象。发生呼吸暂停的时候由于用力地吸气，再加上食管括约肌功能失调，会出现食管反流，甚至出现呛咳的现象。这个问题跟睡眠呼吸暂停联系是非常密切的。有的人可能因为食管反流会加重咽炎，加重上呼吸道水肿，会出现更严重的睡眠呼吸暂停，形成一种恶性循环。像这样的患者，解决睡眠呼吸暂停及打鼾的问题以后，食管反流的现象是完全可以消失的。

2. 影响记忆力

打鼾同样会影响记忆力。睡眠呼吸暂停产生两个作用，一方面是造成全身缺氧，另一方面是对睡眠产生严重的破坏作用，睡眠不足会造成记忆力减退的问题。

* 睡眠呼吸暂停综合征的高危人群

首先，从性别来说，男性打鼾要比女性多，但女性到了更年期以后，打鼾的患者会增加，这跟女性雌激素水平下降有关系。其次，打鼾的人群中肥胖者居多。外颈部比较短、比较粗，这样的人容易打鼾。再次，有些人并不胖，但脸形比较特殊，如有的人下巴比较小、下巴往回收、小下颌，这样的人容易发生打鼾和呼吸暂停的现象，下颌骨稍微前翘的人是不容易打鼾的，这与遗传有关系。最后，有些人在小时候有打鼾的现象，经常用口呼吸，很少用鼻子呼吸，这样的人成年以后也容易发生打鼾和呼吸暂停的问题。经常张口呼吸的孩子，颌面发育也会出现异常，下巴会变小，会发育得不那么充分，长大以后也会出现呼吸暂停。如果小孩子在睡觉的时候经常是张口呼吸，闭不上嘴，观察其是否有呼吸暂停或者打鼾的现象，以便及时到医院就诊。

比较肥胖，颈部比较短、较粗，小下颌的人容易打鼾。

* 睡眠呼吸暂停综合征的治疗

范先生打鼾已经有十几年了，每次喝完酒之后就会更加厉害，有时甚至会憋醒。到了白天，他又总觉得没精神，好像睡不醒似的。经过检查诊断，他患上的是睡眠呼吸暂停综合征。让医生意外的是，单从范先生的外表来判断，是根本不会想到他会患上睡眠呼吸暂停综合征的。

专家提示

气道结构异常也会导致呼吸暂停。这位患者的下颌发育较好，但他相对肥胖，颈部也比较短。医生给他做气道结构扫描时发现，他的气道结构前后径是比较窄的，左右径比较宽。气道前后径窄，舌根比较靠后，这也是患者发生打鼾和睡眠呼吸暂停的关键问题所在。

睡眠呼吸暂停综合征的治疗需要分步走。患者如果长期吸烟，会对上气道有很严重的刺激，造成局部水肿，加重其打鼾和睡眠呼吸暂停。所以建议这样的患者戒烟，要少喝酒或者是戒酒，这是治疗的一个前提条件。另外，比较肥胖的患者要减体重。呼吸暂停综合征很严重，而且缺氧也很严重，如果排除异常的肥大组织的影响因素，建议患者要戴呼吸机来治疗。尽量侧卧睡眠，这样有一半的问题会得到缓解。习惯仰卧的患者可以将网球缝在睡衣的背面协助自己，穿2～3个月以后，一般就会养成侧卧睡眠的习惯了。不要枕过高的枕头，枕头过高会造成头部和上气道的角度发生弯曲，容易产生更大的阻力，会加重打鼾和睡眠呼吸暂停。

第十五章

被偷走的睡眠

讲解人：郭兮恒
首都医科大学附属北京朝阳医院北京呼吸疾病研究所睡眠呼吸
诊疗室主任、呼吸与危重症医学科主任医师

* 失眠是一种什么状态？

* 老人睡眠质量差是缘于浅睡眠增多吗？

* 怎样自测失眠？

　　看似无关紧要的疾病，却令人如此痛苦，究竟是什么原因让人无法入眠？如何通过简单易行的按摩来缓解失眠症状？首都医科大学附属北京朝阳医院北京呼吸疾病研究所睡眠呼吸诊疗室主任、呼吸与危重症医学科主任医师郭兮恒为您讲解。

* 什么是失眠

　　60岁的赵先生刚刚退休就被睡眠困扰。年轻的时候他的睡眠就不是很好，因为工作繁忙，白天虽困但

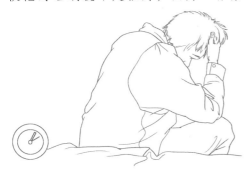

也能忍着，所以也没有发现自己睡眠有问题。可是现在睡眠状况更加不好了，晚上躺在床上翻来

覆去 1 个多小时才能入睡，但是每隔两三个小时就会醒一次，有时候甚至是迷迷糊糊睡不着。因为晚上的睡眠不好，导致白天的精神也不好，总是感觉到疲惫，这种睡眠完全打乱了赵先生的生活。于是他来到了医院就诊，经医生诊断，认为他患上了失眠。因为失眠出现的频率非常频繁，对赵先生的健康造成了很大的威胁，所以他的治疗迫在眉睫。

专家提示

失眠分失眠症和失眠状态，不是说睡不着觉就一定是失眠。失眠就是在需要睡眠的时候，在适合睡眠的环境里，本身也应该在这个时刻进入睡眠，却无法入睡，或者无法满足生理所需要的睡眠时间，出现这种状态就叫失眠。如果是一次性地出现这样的状态，如昨天晚上一夜没睡好觉，叫作失眠状态；如果连续一个星期及以上都睡不好觉，这叫短暂失眠；如果是一个月及以上都睡不好觉或者睡眠不足的话，这就叫作慢性失眠。

一般成年人的睡眠时间是 6～8 个小时，如果一个人睡觉的持续时间不足 6 小时也意味着可能发生失眠。如果长期睡眠时间不足，或者睡得时间过长、中间经常醒、早醒，第二天出现疲乏、困倦、精神不振、心情不悦等现象，就可以界定为失眠症。睡眠分为深睡眠和浅睡眠，又可分为快速眼动睡眠和非快速眼动睡眠。小孩的深睡眠时间是非常长的，他的快速眼动睡眠时间也是非常长的，占整个睡眠时间的比例是很高的。随着发育成长，这个时间比例在逐渐降低，到老年的时候，深睡眠的时间明显缩短，睡眠质量就下降了，做梦的睡眠时间，即快速眼动的睡眠时间也缩短了。

* 老年人睡眠质量差缘于浅睡眠增多

年轻人往往躺下就能睡着，一睡就是七八个小时；而老年人，躺下睡不着，或者有一点动静就醒，睡醒后感觉不是很解乏，这是因为老年人的深睡眠较少，浅睡眠增多，因此睡眠质量下降。但这并不表示老年人睡眠时间一定会短，老年人的正常睡眠时间为6小时左右。

* 自测失眠

是否经常难以入睡？"经常"的概念，就是起码是在7天中有5天感觉入睡困难，这就可能是经常的入睡困难了。

早上醒得是否过早？"早"的含义就是不该醒的时候醒了，凌晨三四点钟醒也是早了。

如果经常在夜间觉醒，醒后能很快地再次入睡，一般在30分钟之内又入睡，是可以的。如果超过30分钟都难以入睡的话，那就意味着可能是失眠了。睡眠时间不足，那势必导致白天的困倦、疲惫或情绪不好。

另外，失眠会导致白天的情绪变化。有些人会表现得很明显，还有些人看到别人都睡着了，自己躺在床上睡不着觉，这时候情绪就发生了很大的变化，出现急躁的情况。甚至有的女性患者会觉得委屈，因为无法睡眠而哭泣。发生这样的情况，就说明失眠已经影响到了生活。

* 心脏不适容易出现失眠

在与赵先生的交流中，医生了解到，原来赵先生的家中有冠心病家族史，家里很多亲人因为冠心病离世。

老年人的正常睡眠时间为6个小时，但是由于老年人的深睡眠较少，浅睡眠增多，因此睡眠质量下降。

如果您具备入睡困难、早醒、睡眠中断中任何一种情况，就要当心了，您很有可能已经患上了失眠，如果睡醒后，仍觉得疲劳或是影响到了白天的情绪和工作，那有可能是出现了失眠。

他在 30 多年前，也被查出患上了冠心病，虽然情况并不算太严重，可偶尔还是会出现胸闷、憋气的症状，这让他的心理产生了无形的压力。每当心脏不舒服时，赵先生就更加难以入睡。医生告诉他，他的冠心病与失眠也是分不开的。

患有冠心病和甲亢的患者，容易出现因为疾病导致失眠的情况。

专家提示

冠心病患者夜里会出现胸部的不适，同时会为自己的病感到担心，精神上有这种压力，导致睡不好觉。夜里胸前区的憋闷或疼痛，也会影响患者的睡眠。

* 甲状腺功能亢进　容易出现失眠

甲状腺功能亢进（简称甲亢）的患者，表现为兴奋、难以入睡。白天会觉得兴奋，夜里也会兴奋，从而导致失眠，实际上是由于甲亢引起的。这是身体其他疾病引起的睡眠问题，并不是原发性的失眠症。

* 长期失眠会导致情绪出现异常

赵先生在年轻的时候睡眠就不好，为此他很焦躁。近两年，脾气虽然不那么急了，可性格却变得古怪起来，常常因为一点小事而发脾气，同时，也总感到劳累、疲倦，家人认为他是到了更年期，可他却不这样认为。

失眠不仅对身体造成伤害，还会使情绪受到影响，甚至出现抑郁等精神问题。

专家提示

如果失眠轻的话，第二天就会感觉精神不振、疲惫，可能很难集中精力去工作。更严重的可能对生活失去兴趣，甚至出现发脾气、精神抑郁、焦虑等情况。最严重的失眠患者，甚至会有自杀的倾向。

* 饮酒不是缓解失眠的方法

由于晚上经常睡不好觉，赵先生不得不想办法来让自己入睡，吃药太危险，数数也不管用，心里想还是喝点酒吧。于是，隔三差五赵先生就会喝上小半瓶，而每次喝完了酒，入睡就会特别快。赵先生也仿佛找到了窍门，经常会用这样的方式来让自己入睡，然而，时间长了，他也开始犯嘀咕，眼看自己年龄越来越大，喝酒毕竟是伤身体的，可不喝又睡不着，这让他不知如何是好。

专家提示

少量饮点酒有助眠的作用，看书也是帮助睡眠的方法，但要看那些没有太多实质内容的书。如果书中的情节很激动人心的话，有时候会很难入睡。通过看书、看电视这种方式，达到转移注意力的目的，这样就能降低大脑的兴奋度。如果要看书，势必要开灯，居室就会比较亮，而亮光会影响大脑里的松果体释放一种褪黑素。褪黑素在黑暗的环境下释放比较多，它随着光线的明亮释放会逐渐减少。所以睡觉之前，最好关了灯，这样更有助于入睡。很多人用的一种数羊的方式，也是让人转移注意力。

晚上睡不着时，可以通过看书或看电视的方式，来转移注意力，降低大脑的兴奋度。

* 缓解睡眠的正确方法

睡觉之前用热水泡脚、洗热水澡，都会有助于入眠。在睡不着的时候可以通过交替按摩双手手心的劳宫穴，或脚心的涌泉穴来帮助睡眠，每次按摩 5 分钟即可。这些方法都可以达到放松精神的效果，有助于睡眠。

第十六章

异常的睡眠

讲解人：郭兮恒
首都医科大学附属北京朝阳医院北京呼吸疾病研究所睡眠呼吸
诊疗室主任、呼吸与危重症医学科主任医师

* 嗜睡症发作有何特点？

* 嗜睡情况如何自检？

* 嗜睡症如何治疗？

有种疾病能在一夜之间改变自己的生活，频繁的瞌睡又是为何？春天到来，如何缓解春困？首都医科大学附属北京朝阳医院北京呼吸疾病研究所睡眠呼吸诊疗室主任、呼吸与危重症医学科主任医师郭兮恒为您讲解。

* 嗜睡症发作有特点　双腿无力最明显

20岁本应是意气风发的年龄，而小刘的脸上却早早地挂上了本不属于这个年龄该有的沧桑。坐车、走路在别人认为再正常不过的事情，对于他都成了负担，因为他随时都能睡着。有时候在学校上课的时候他会失去知觉，一般三四分钟能醒过来。这样的现象越来越频繁，使他的成绩一落千丈，他更是因此被很多同学嘲笑。

专家提示

小刘这是发生嗜睡的问题了。除案例中表述的症状，嗜睡问题还伴有其他的表现，如突然两条腿没有劲了，医学上叫发作性猝倒，有的时候还会出现一些幻觉。在入睡的时候或者是在醒来的时候，会出现身体动不了的状态。而且这种睡觉是不可克制的。医生经过详细检查，确定他患上了发作性睡病。

嗜睡症可以不择时间、不择地方地想睡就必须要睡。它还有一个很重要的特征，是突然感觉到浑身没有力量，这时候可以表现为下肢没有力量。有些孩子得了这个病以后，突然间就会趴倒在地上。

* 嗜睡情况自检

1. 阅读的时候打瞌睡

在一个比较舒适的环境下，人在看书的时候，可能就容易入睡。如果是在白天出现这样的情况，这个时候可能是有嗜睡倾向的。

2. 反复入睡测试睡眠情况

让患者第一夜睡得非常好，第二天早上起来，进行睡眠测试。让患者在一个容易睡觉的环境当中，躺到床上允许他睡觉，给患者半个小时的时间，但是半个小时一到，一定要把他叫醒。然后经过两个小时以后，再让他去睡半个小时，从早晨一直到下午，经过五次这样的循环。如果是容易睡觉的人，可能头两次就睡着了，但是后几次就睡不着了，因为时间很短，刚要想睡就被叫醒了。但是患嗜睡症的人就容易入睡，不管怎么折腾他，他都会睡着。

3. 出现"鬼压床"要警惕嗜睡症

睡眠瘫痪症就是在要睡觉的时候，从躺在床上到刚要入睡的时候，或者是在早晨起来想要起床的时候，在醒和睡切换的过程当中，发生了好像身体动不了的情况。

发作性睡病是嗜睡症的一种，在夜间睡眠充足的情况下，白天仍然睡不醒是最明显的症状之一。

从躺在床上开始计时，到睡着的这段时间，叫睡眠潜伏期。正常人的睡眠潜伏期一般都是超过十分钟的，但如果是在十分钟之内就睡着了，可能就有嗜睡症了，如果你在五分钟之内就睡着了，那基本就是嗜睡症了。

这时候大脑清醒,但身体动不了,甚至有的人感觉很恐惧,觉得自己动不了、不能呼吸、是不是出现危险了。这种现象,老百姓叫"鬼压床"。

* 嗜睡症的原因及治疗方法

10年前的一天晚上,还在上小学的小刘早早地爬上床睡觉,可在恍惚间,他仿佛看到有什么东西飞进了卧室,一个貌似外星人的怪物站在他的床边,伸手轻轻地抚摸他,恐惧万分的小刘瞬间惊醒了过来。然而他并不知道这还只是噩梦的开始,从那以后,小刘经常就会看到外星人来到他的床边,每当这个时候,他就会被惊醒,以致后来他每次躺在床上就会神经紧张。夜晚的这种状态,也直接影响了小刘白天的学习、生活。

专家提示

幻觉是患者想象出来的,它跟成长历程、受教育程度、过去接触的背景资料等有关。这种幻想会干扰患者的睡眠,影响睡眠质量,同时还会影响患者的情绪,久而久之会让患者对睡眠有一种恐惧。入睡时出现幻觉是嗜睡症的症状之一,嗜睡症跟家族遗传有关,孩子在发病的时候年龄小,随着孩子的成长、发育成熟,症状会逐渐减轻,有些孩子会慢慢自愈。但是如果发病年龄较大,比如20多岁或者40多岁发病,自愈的可能性就非常小。目前治疗嗜睡症的方法除了服用药物外,更重要的是保证充足的睡眠来缓解白天嗜睡的症状。

第十七章

隐匿的杀手——老年肺炎

讲解人：刘新民

北京大学第一医院党委书记、老年病内科副主任、主任医师

* 老年肺炎常常伴有怎样的假象？

* 冬季肺炎高发期，该如何预防疾病带来的危险？

* 预防老年肺炎的方法有哪些？

八旬老人突感不适，到底是什么疾病威胁着他的生命？悄无声息的疾病，带来的却是无法挽救的结果。关心健康从呼吸做起，北京大学第一医院党委书记、老年病内科副主任、主任医师刘新民，为您的健康呼吸保驾护航。

* 老年肺炎症状不典型

高先生今年81岁，身体一直非常硬朗，退休后他还会时不时组织老朋友去旅游，生活过得非常充实。然而就在今年一次出游前他却患了感冒，但为了不打乱大家的计划，他就强打起精神组织大家外出游玩，等活动结束后他感到自己有些支撑不住了。第二天早上，高先生发现自己连楼梯都爬不动了。他不仅浑身无力而且总感觉到冷，几天折腾下来胃口也不好了。不仅如此，他开始不断地咳嗽，而不断地咳嗽又让他感觉到憋闷难受。他来到医院检查，医生诊断高先生患上了肺炎。

专家提示

老年肺炎症状一般不典型，病变比较隐匿。年轻人的

肺炎有典型的症状，如发烧、咳嗽、黄痰、胸痛、气喘等。老年人因为抵抗力弱，反应比较慢，体温跟不上，不会表现为发烧，它表现为其他一些非特异性的症状，如不愿意活动、精神不好、不想吃饭等。所以老年人要注意，有冠心病的患者，心绞痛频繁发作，这都有可能是肺炎。

* 老年肺炎容易误诊

医生在检查中发现，高先生的双侧下肢出现了水肿的现象，这种现象往往预示着患者的心脏出现了问题。医生了解到高先生过去有心律失常的冠心病史。在这个基础上，由于肺部感染又增加了心脏的负荷，加重了他原有的冠心病。正是由于肺炎引发的病情不断加重，如果不及时治疗，甚至会出现生命危险。

专家提示

由于老年肺炎常伴有其他基础疾病（冠心病、糖尿病、高血压等），所以患者非常容易产生并发症，要注意除肺炎症状之外的身体异常表现。提高机体免疫力，注重口腔卫生，防止误吸，能够有效地降低老年肺炎的发生概率。

* 咳痰是否对保护呼吸系统有利

咳嗽是一种保护性反射，患者通过咳嗽，将呼吸道的一些分泌物，例如痰，排出体外，这是一种很好的保护机制。所以，鼓励老年人早晨多做深呼吸，刺激咳嗽反射。

咳嗽是保护性的机制。咳嗽起了排痰的作用，痰是气道的一些分泌物，有一些病原体在里面。实际上，无论是老年肺炎还是年轻人肺炎，其治疗都包括两个方面，一个方面是抗菌，另一个方面是引流。身体上有一个脓包，光点消炎药不能解决问题，脓包切开以后把脓排掉，效果是最好的。咳嗽反射也起引流作用，它能够把呼吸道的脏东西排出体外，所以是一种保护性的机制。

* 需要止咳的情况

咳嗽分为两种，一种是刺激性的干咳。刺激性的干咳要用中枢镇咳药止咳，这称为干性咳嗽。另外一种是湿性咳嗽，就是有痰，有分泌物，这个时候就要用化痰止咳药来治疗，以化痰为主，促进它排痰。

* 老年肺炎的防治

保暖防寒、呼吸新鲜空气、强身健体、防治基础疾病和注射疫苗，都能够有效预防老年肺炎。老年肺炎患者的护理十分重要，当患者痊愈后，也不代表自身具有了抵抗力，还要警惕老年肺炎复发的可能。

第十八章

冲破束缚　自由呼吸

讲解人：刘新民
北京大学第一医院党委书记、老年病内科副主任、主任医师

＊什么是引发顽固的哮喘的元凶？
＊如何分辨自身对哪些物质过敏，防止诱发哮喘？
＊哮喘患者发作时该如何应对？

　　咳嗽、打喷嚏、流鼻涕，本是感冒症状，但如果这些症状持续相对很长一段时间的话，那么很有可能就不是感冒了，而是演变成了另外一种无法彻底治愈的疾病。北京大学第一医院党委书记、老年病内科副主任、主任医师刘新民，为您讲解哮喘及哮喘的应对策略。

＊认识哮喘

　　哮喘是支气管黏膜的炎症，这里的炎症不是指肺炎，它是非特异性的炎症。哮喘目前没有根治的方法，治疗所能起到的效果就是临床控制。如果能控制患者病情不发作，患者的生活质量就会提高，所以哮喘是需要终身治疗的。哮喘患者容易出现过敏性鼻炎、咳嗽、打喷嚏等病症。不要以为这些症状只有普通感冒才有，如果长时间无法痊愈，要考虑是否有哮喘的可能。哮喘的主要症状是喘憋、咳嗽。

呼吸道感染会引起哮喘急性发作。哮喘容易合并过敏性鼻炎。另外，长期不愈的咳嗽、打喷嚏，不一定是普通感冒，也有哮喘的可能。

* 警惕哮喘的发生

童女士今年60岁，前不久她患了一场感冒，起初只是咳嗽、流鼻涕，她也没怎么在意。但是几天之后她的这些症状不但没有减轻反而加重了，咳嗽也是越来越厉害，而且还发起了高烧。一连几天下来都高于38摄氏度，同时还会出现呼吸困难的情况。意识到病情的严重性之后，童女士来到医院进行检查，医生根据她的检查结果诊断她患的是哮喘。

专家提示

哮喘在儿童时期发病率比较高。随着生长发育，机体的激素达到一定平衡，在某一段年龄期会处于静止状态。但是到了一定的年龄以后有可能会发病。哮喘典型的症状是喘憋，是阵发性地突然发作。哮喘患者的器官明显细窄，气体出不来，只能通过狭窄的气道发出高调的声音，被称为哮鸣音。医生用听诊器为患者听诊的时候，会听到明显的哮鸣音。如果家里有哮喘的患者，不用听诊器，站在患者旁边就能听到这种声音。

* 非典型哮喘

除了典型的哮喘以外，还有非典型哮喘。一些人长期有慢性咳嗽，一两个月都不见好转，一般也被认定为哮喘的一种表现，医学上称为咳嗽变异性哮喘。还有一类是运动性哮喘，因剧烈运动如游泳、跑步，特别是跑步，引发的哮喘。在跑步时，患者气道里的水分蒸发，加上温度的变化，引起气道的收缩，从而引发哮喘，这是与运动相关的哮喘。再有就是妊娠期发生的哮喘以及服用一些药物后导致的哮喘。这些都是非典型哮喘，在临床上应该提高警惕。

* 诱发哮喘的原因

童女士前几年一直住在平房里，家里灰尘比较多。每当她打扫房间的时候，都会由于吸入空气的灰尘而引发咳嗽。所以，她现在打扫房间的时候经常要捂住自己的嘴，这样才不会引起身体的不适。而且童女士在晾晒衣服的时候也会因为衣服上扬起的灰尘引起咳嗽。那么她这是怎么了呢？

专家提示

哮喘患者可以去做过敏原筛查。过敏原筛查也是为了预防和及时治疗。例如，对空气中尘螨过敏，对某一种药物过敏，就要避免这方面的接触。有一种治疗叫脱敏治疗，找到特异性的过敏原以后，让机体接触过敏原，慢慢地适应，最终起到脱敏的作用。

* 哮喘会不会遗传

哮喘是多基因遗传性疾病。如果父母同时患哮喘，小孩患哮喘的概率达到60%；如果父母一方患哮喘，小孩患哮喘的概率达到20%。但并不一定会发病，只是患病的概率增高了，哮喘有家族性的倾向。

* 哮喘发作的急救

哮喘发作时，打"120"急救电话是个好方法。另外，家里如果有哮喘、慢性气管炎、慢阻肺的患者，要常备氧气。患者在家发病后，应保证合适的体位，尽量让其坐位或者半坐位，保持身体的前倾。如果是在床上发作的话可让患者抱着枕头保持前倾的姿势，这种姿势的目的是保证患者的肺活量，尽量使其能够呼吸，保持气道通畅。另外，安抚患者的情绪，告诉他千万不要焦虑，不要紧张，救护车马上就到，因为焦虑会使哮喘越来越严重。哮喘患者在家中要备有常用的药物。扩张支气管的药物使用前要先摇晃，然后呼出一口气，把插嘴插到嘴里面去，包紧嘴，然后吸气。吸气过后屏住呼吸10秒，或者10秒以上更好，然后再缓慢地呼出气。如果这种药长期错误吸入，药物会沉积到患者的呼吸道，沉积过多会引起声音嘶哑以及口腔霉菌感染，所以用药后最好尽快漱口。

* 调理哮喘患者的生活

良好的生活习惯，有利于哮喘患者的康复和治疗。

第一，家里注意多通风，有一个良好的环境。

第二，饮食方面要少吃多餐，吃一些清淡的、容易消化的东西。

第三，避免过敏性食物。家居、饮食应尽量避免接触过敏原。

哮喘患者发病时，应首先拨打急救电话求救，让患者保持正确的体位，并及时给患者吸入氧气和药物。另外，告诉患者千万不要焦虑，不要紧张，救护车马上就到，一定要安抚患者，因为焦虑会使哮喘越来越重。

第十九章

窒息背后的隐情

讲解人：刘新民

北京大学第一医院党委书记、老年病内科副主任、主任医师

* 怎样的生活习惯导致疾病的突发？
* 如何通过症状辨识老慢支？
* 老慢支患者如何得到更好的康复？

有这样一种疾病，如果得不到有效的控制，很可能会导致肺心病、呼吸衰竭，甚至死亡。突然的呼吸困难，为什么会令人窒息？生活中的诸多行为，促成了怎样的严重后果！关心健康从呼吸做起，北京大学第一医院党委书记、老年病内科副主任、主任医师刘新民，为您带来健康呼吸的秘诀。

* 认识老慢支

徐先生今年已经82岁了，身体一直不错，可是就在前些日子，他突然感到呼吸困难，喘不上气来。家人担心老人岁数大，容易出问题，于是立即把老人送到了医院。经过检查之后，医生判断徐先生得的是老年慢性支气管炎。

专家提示

徐先生患的是老年慢性支气管炎，简称是老慢支。这个疾病是慢性过程，它会反复发作。如果急性发作得不到处理，最终会导致呼吸衰竭。肺是吸氧、排二氧化

碳的器官，呼吸衰竭以后氧进不去、二氧化碳出不来就会导致心脏骤停，包括神经精神系统的一系列紊乱。严重的会带来一系列并发症，会导致患者死亡。这种疾病发病率非常高。

* 四种症状识别老慢支

老慢支的症状有哪些呢？总结起来为四个字，咳、痰、喘、炎。咳就是咳嗽。每天早晨起来就要咳。咳嗽并且有痰，痰量会增加。咳嗽、咳痰，慢性地发作，这是老慢支最早期的一些症状。喘是慢性支气管炎一个很主要的症状。它有两种，一种是气道痉挛引起的喘，它部分是可逆的。另一种喘是肺气肿引起的喘，动则气喘。早期是上楼的时候喘，以后走平路也喘，甚至影响到日常生活，刷牙、洗脸、上卫生间都喘。这个时候说明已经形成了肺气肿。到了肺气肿阶段，肺功能就变得非常差。炎是指慢性支气管炎经常反复、急性发作，急性发作的其中一个诱因就是细菌感染。细菌感染引起了气道炎症，气道炎症反复发作、感染，加重肺功能负担，形成一个恶性的循环。

* 吸烟是诱发老慢支的因素之一

徐先生从 20 多岁开始吸烟，到现在有 60 多年"烟龄"了，并且烟瘾很大，每天要吸一盒烟，即使感冒也吸。

专家提示

很多患者的老慢支是吸烟引起的。有些人把吸烟引起的咳嗽、咳痰不当一回事，不认为是慢性支气管炎。有些人一吸烟就咳嗽，实际上这是慢性支气管炎的早期表现。家里有人吸烟一定要劝其戒烟。无论是主动吸烟

老年慢性支气管炎急性发作时，如果不及时救治可能导致患者呼吸衰竭，并产生一系列缺氧并发症，严重时甚至会致人死亡。

当长期存在咳、痰、喘、炎这几种症状其中一个时，就要警惕自己是否患上老慢支，应该及时到医院进行检查，防止病情加重。
咳：早晨起来咳嗽。
痰：痰量增加。
喘：慢性支气管炎喘息发作。
炎：慢性支气管炎反复发作、急性发作。

减少老慢支的危险因素，要从改变生活习惯开始，要做到不吸烟、减少污浊空气的吸入，并注意营养的均衡。

还是被动吸烟，都对人体有损害，特别是对呼吸系统。吸烟是一个非常不良的嗜好，它是诱发老慢支的主要原因之一。

* 氧疗助老慢支康复

徐先生在经过一段时间的治疗之后，呼吸变得顺畅了，也没有了发病时的窒息感，不久便康复出院了。回到家中他把自己每天的吸烟量慢慢地减了下来，难受的症状减轻不少。医生提醒他还要在生活中预防感冒的发生，而且还要适当地锻炼身体，以增强肺功能和机体的抵抗力。

老慢支患者在康复时可长期进行适当的、低流量吸氧，每天吸氧4～6小时，每分钟1～2升氧流量，这样对患者的康复很有帮助。

专家提示

戒烟、预防感冒等都是预防老慢支发作的方法。适当做一些体育锻炼，也可以起到一定效果。比较严重的老慢支，主张进行家庭氧疗。如果家庭氧疗做得比较好，可以明显改善患者的预后。

* 老慢支的治疗

由于目前老慢支无法根治，所以在急性发作时一定要及时进行救治，平稳后也要注意日常稳定期的预防。

老慢支的防治从原则上讲，首先是要预防它的急性发作；其次就是保持正常的肺功能运作。其治疗包括两个方面：一是稳定期的治疗，二是急性加重期的治疗。如果合并呼吸衰竭，那就要按照危重症的治疗方法，采取上呼吸机等治疗手段。那么针对稳定期的患者而言，在家中用药治疗就可以，但如果急性发作了，应该尽快到医院就诊。

第二十章

呼吸疾病腿中来

讲解人：刘新民
北京大学第一医院党委书记、老年病内科副主任、主任医师

* 夺人性命的肺栓塞究竟是什么？
* 您距离肺栓塞的距离有多远？
* 有效控制血栓的方法是什么？

胸闷、胸痛、呼吸困难，一定是心脏出了问题吗？卧床、上网、看电视，致命疾病从腿上悄悄袭来。北京大学第一医院党委书记、老年病内科副主任、主任医师刘新民，带您认识来自腿上的呼吸病。

* 肺栓塞发病原因

张先生被送到急诊时，已经陷入了昏迷状态，心脏不能正常跳动，但奇怪的是，医生们做手术的器官不是心脏，而是肺，因为张先生患的并不是心脏病，而是能够导致右心衰竭的肺栓塞。

专家提示

我们常说的心肌梗死，简单理解就是心脏血管被堵，顾名思义，肺部血管被堵就叫作肺栓塞。下肢深静脉淤血制动，形成一个栓子，栓子脱落，堵在肺血管里，这是形成肺栓塞的主要原因。另外，肺栓塞还有一些其他原因。例如，打针或输液的时候空气漏到血管会形成空气栓塞；生孩子时，羊水进到母体血液循环里导致羊水

栓塞,这都属于广义的肺栓塞范畴。最常见的肺栓塞,专指由于下肢深静脉血栓的脱落导致的肺栓塞。

* 导致肺栓塞的因素

很多因素可以导致肺栓塞的发生,如骨折、外科手术、下肢静脉的病变等易形成血栓。另外,血小板异常、妊娠、口服避孕药、吸烟也都是易发因素。从年龄因素上看,肺栓塞与年龄也是相关的,年龄越大病变的概率就越大。一些全身性疾病也可能引起肺栓塞。

* 肺栓塞发作有典型的"三联征"

张先生几年前就曾患过一次肺栓塞。当时咳嗽、咳痰、胸闷,感觉特别累,喘气困难,甚至连二楼都上不去。经过抗凝治疗,张先生的病情很快得到了缓解。可是几年后,他的血管里又出现了新的血栓。腿肿、脚肿、咳嗽、气喘得很厉害,甚至连早上洗脸都洗不了。两次发病,张先生都出现了肺栓塞的典型症状。

胸痛、呼吸困难、咯血是肺栓塞发作时最典型的症状,但并不是所有人都会出现"三联征"。只有把患者的症状和危险因素结合考虑,才能尽早诊断是否为肺栓塞。

专家提示

肺栓塞的症状主要有三种。第一种是胸痛,类似心肌梗死的疼痛,第二种是呼吸困难,第三种是肺循环高压,会出现咯血、胸痛、呼吸困难。但是出现这个典型"三联征"的肺栓塞患者不到20%,所以要提高警惕,特别是有易患因素的时候,这种疾病的诊断是综合性的。

* 简单测试　了解肺栓塞的高危因素

（1）年龄大于 65 岁　　　　　　　　　　　　　3 分

（2）曾有深静脉血栓或者肺栓塞的病史   3 分

（3）癌症   3 分

（4）出现单侧下肢不明原因疼痛   3 分

（5）咯血   2 分

（6）心率 75 ～ 94 次 / 分钟   3 分

（7）心率大于 95 次 / 分钟   5 分

（8）下肢触痛或水肿、触痛   4 分

0 ～ 3 分，低度可能，发生肺栓塞概率为 8%。

4 ～ 10 分，中度可能，发生肺栓塞概率为 28%。

大于 11 分，高度可能，发生肺栓塞概率为 74%。

* 骨折是肺栓塞的重要危险因素

不光老年人要预防骨折，年轻人也要预防。女性要在更年期过后防止骨质疏松，因为除了外伤导致的骨折以外，骨质疏松也是骨折的一个原因。从病例上来看，预防骨折还要注意关节的扭伤，关节疾病也是肺栓塞的高危因素。

* 静脉曲张提示血液循环障碍

静脉曲张是浅表静脉血液淤滞，而肺栓塞来自深静脉血栓，二者有本质上的区别，但二者都与长时间保持同一姿势、血液循环受阻有关。如果出现腿疼、腿胀的症状时，应及时进行检查。

* 防治血栓的方法

肺栓塞治疗是抗凝，使用抗凝药物华法林一定要在医生的指导下使用，不建议家庭备用此类药物。在久坐、

因骨折特别是下肢骨折而长期卧床修养，是造成肺栓塞的重要危险因素。此外，年龄在 65 岁以上，有深静脉血栓病史，处在癌症进展期，单侧下肢疼痛、触痛、水肿，咯血，心率过快，也都是肺栓塞的危险因素，应特别提高警惕。

静脉曲张属于浅表静脉，肺栓塞属于深静脉，二者有本质区别，但都提示血液循环障碍。

久卧之后一定要起来活动，防止血栓的形成。另外，需要长时间卧床、久坐的人，可以穿上医用抗栓袜。这种袜子的特殊之处在于，从脚部到脚踝再到小腿，压力依次降低，可以辅助促进下肢血液回流，从而达到预防静脉血栓的目的。普通的紧身裤、紧口袜，长时间穿着反而会影响下肢血液循环，对预防血栓不利。

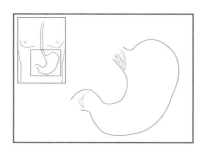

第二部分

消化系统

第二十一章

切莫吃出胰腺炎

讲解人：刘玉村

北京大学第一医院院长、普通外科主任医师

* 酒精对胰腺伤害有多大？

* 胰腺疾病高危人群有哪些？

* 如何保护胰腺？

腹痛难忍、恶心、呕吐，您的身体出现了哪些问题？暴饮暴食和过量饮酒有什么危害？北京大学第一医院院长、普通外科主任医师刘玉村，教您如何保护自己的胰腺。

* 暴饮暴食会导致胰腺炎

曹先生元旦期间和朋友们聚会，吃了很多肉，又喝了不少的酒。曹先生回到家就迷迷糊糊地睡下了。第二天一大早他就觉得胃不舒服，疼醒了。他赶紧吃上几片胃药，但是症状不但没有缓解反而越来越疼，疼得他躺到床上，身体弯成虾米状。恶心，要吐吐不出来，觉得后背和腰都在疼。家人赶紧将他送到了医院，医生确诊他患上了急性胰腺炎。

专家提示

每到逢年过节，医院收治的急性胰腺炎患者就会多起来，而这大多是由暴饮暴食引起的。

* 认识胰腺

胰腺的功能：
第一，外分泌胰液，帮助人体消化。
第二，内分泌胰岛素，控制糖的代谢。

胰腺，位于上腹部深处，在腹上区和左季肋区，胃和腹膜后面约平第一腰椎椎体处，横卧于腹后壁，为一长条状腺体。简单来说，胰腺在胃的下面，形似牛舌头。

* 急性胰腺炎会出现哪些症状

胰腺炎多为突然急性发作，主要症状为腹部刀割样疼痛或绞痛，而且伴随显著而持久的恶心、呕吐症状。胰腺炎与胃炎等疾病的症状十分相似，只有通过淀粉酶化验、B 超、CT 等相关检查，才能确诊是否患上了胰腺炎。

* 引起急性胰腺炎的主要原因

吃高蛋白食物：过度刺激胰腺的分泌。

吃高脂肪、油腻食物：加大胰腺的分泌，容易刺激胰腺。

过量饮酒：酒精可以直接作用于胰腺，损伤胰腺，可以引起炎症。

* 胰腺炎的高危人群

一是一次性大量地饮酒、大量地吃肉的人。

二是有胆囊或者胆管结石的患者。

三是血脂高的人。

* 胰腺炎的治疗

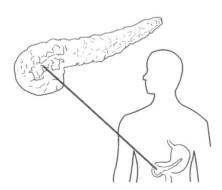

胰腺炎的治疗有保守治疗和手术治疗两种方法。保守治疗的方法有禁食、输液、胃肠减压，用药物抑制胰腺的分泌——皮下注射或者静脉注射就能够让胰腺的分泌减少。总的一个原则就是让胰腺休息，胰腺得到了很好的休息，它的炎症就会逐渐地减轻乃至消失。一旦发生胰腺坏死，并且继发感染，那就得进行手术治疗。

* 胰腺炎的预防

预防胰腺炎，一定要管住自己的嘴：注意饮食清淡；不要暴饮暴食；不能过量饮酒；还要积极防治胆道疾病。

第二十二章

小阑尾　大麻烦

讲解人：刘玉村

北京大学第一医院院长、普通外科主任医师

* 急性阑尾炎的症状有哪些？

* 饭后运动与盲肠炎的关系是什么？

* 哪三类人患阑尾炎极易被误诊？

　　小小阑尾炎也能伤性命，如何把握自我诊断阑尾炎的诀窍？饭后运动真的会得盲肠炎吗？盲肠炎和阑尾炎有什么区别，如何避免误诊阑尾炎？北京大学第一医院院长、普通外科主任医师刘玉村为您解答。

* 转移性右下腹痛是急性阑尾炎的主要症状

　　盲肠和阑尾并不在一起，只是挨得太近，盲肠炎和阑尾炎是可以区分的。阑尾长在右下腹，一旦发炎理所当然的就应该是右下腹疼，这是一般人的想象。但是阑尾发炎一开始不是右下腹疼，它表现为胃疼或者胃不舒服，慢慢地疼痛的位置会转移到右下腹，所以医学上给它取了一个学名，叫转移性右下腹痛。

　　阑尾炎发病之初，都表现的是肚脐周围疼或者是胃疼，甚至一部分人表现为胃疼的同时伴有呕吐，一般的医院在这个时候可能会诊断为胃炎，但是过了七八个小时，疼痛逐渐表现出右下腹疼，这个时候就容易诊断了。

* 阑尾炎的两个典型症状

诊断阑尾炎最重要的是，先胃疼，后右下腹疼。还有一点就是右下腹固定的压痛，拿两个手指头摁右下腹，一摁疼痛加重，基本上就能诊断为急性阑尾炎。

* 饭后运动容易得阑尾炎吗

孩子得阑尾炎比较常见，所以爷爷、奶奶经常会吓唬孩子说，吃饱了饭别去蹦、跳，一蹦一跳饭粒就掉到盲肠里头了，会得盲肠炎。事实上饭粒到了盲肠，早就被消化得没有形状了，但是人吃饱了以后，胃肠的负担很重，如果去剧烈地运动，包括蹦跳，都会影响肠道的蠕动，这时阑尾腔里边确实容易有东西进去，但不是饭粒，而是粪便，这样就可能形成梗阻，发生阑尾炎。

* 三类人患阑尾炎极易被误诊

三类人得阑尾炎不容易诊断：一是小孩，因为他无法描述清楚症状；二是孕妇，因为孕妇子宫增大以后，阑尾的位置变了，增大的子宫会把阑尾越顶越高，离开了原来的位置；三是老年人，因为老年人对肚子疼不敏感，甚至很重的阑尾炎，对老年人来说都不觉得太疼，所以老年人很容易发生阑尾穿孔。

* 阑尾手术 该出手时才出手

很多人说，阑尾本来就没什么用，如果提前把阑尾割掉，防患于未然，可不可以？其实不然。

刘玉村院长在出诊的过程中，曾经遇到过一位云南

阑尾炎发病时，往往先是表现为肚脐周围疼痛，几个小时后转移到右下腹疼痛，而且右下腹有固定的压痛，这些症状都表明，您很有可能患上了急性阑尾炎。

饭后剧烈运动有可能会增加阑尾炎的发病率。另外，当身体免疫力低下，如患感冒等疾病的时候，也会增加患阑尾炎的风险。

虽然阑尾炎手术是一个较小的手术，但也可能出现手术的并发症，包括切口感染、肠梗阻等。另外，阑尾炎的治疗要因人而异、因病情而异，能保守治疗就保守治疗，该手术时也千万别拖延。

的患者，他就是因为阑尾炎，在云南当地做了阑尾切除，但切除以后出现了肠梗阻问题。因为在右下腹做一个很小的切口，至少要缝三层，外层可能缝合得很好，但是腹腔里边的小肠容易和缝合的地方形成粘连，医学上称为肠粘连，肠粘连的患者就容易发生肠梗阻。那位患者因为阑尾炎手术以后肠梗阻，做了第二次手术，手术以后又梗阻，第三次、第四次，反复发生梗阻。当时是 20 世纪 80 年代初，那时静脉营养的水平又不够高，所以那个小伙子 20 多岁，因为几次肠梗阻的手术，最后就剩了几十厘米的小肠，发生了严重的营养不良，危害是相当大的。所以医生主张，能不开刀尽量不开刀，如果保守治疗没有效果，病情进一步发展，变成了化脓性的阑尾炎，甚至形成了坏疽、阑尾坏死或者穿孔，就应该手术了。

第二十三章

通"肠"密码

讲解人：刘玉村

北京大学第一医院院长、普通外科主任医师

* 梗阻原因何在？

* 肠梗阻有何危害？

* 饭后剧烈运动易引发肠梗阻吗？

肚子疼、腹部胀，到底是哪种疾病在作祟？柿子、香蕉和大枣，哪个才是引发肠梗阻的罪魁祸首？北京大学第一医院院长、普通外科主任医师刘玉村，教您如何挑选食物，正确识别胃肠道出现的异常。

* 肠梗阻的定义

张老身体一直很好，可是有一天他突然肚子疼了起来。刚开始还是轻微的疼痛，但是没过多会，就蔓延到了腹部，疼得他连腰都直不起来了。疼痛的同时还觉得胀。随后张老又出现了呕吐的症状，吃口饭、喝口水都会吐出来。家人赶忙将他送到医院，医生诊断张老患上了肠梗阻。

专家提示

肠梗阻是由各种原因造成的肠道不通畅，即肠道里边的内容物通不过去了。肠梗阻可以发生在小肠的任何一个部位，也可以发生在大肠的任何一个部位，笼统的都叫肠梗阻。总的来说，肠梗阻不是某一个特定器官的病，它是不同的病因引起的临床的集合表现。

肠梗阻的四大症状:
一是疼，肠梗阻的
患者会肚子疼，一
般都是阵发性的绞
痛；二是吐，肠内
不通到一定程度时，
为了缓解自己的症
状便会发生呕吐；
三是胀，肠梗阻的
时间长了，小肠里
边既有液体也有气
体，就会表现得腹
胀；四是闭，闭是
指患者没有排便也
没有排气。

肠道它本身的肌肉
有很强的弹性，它
可以比正常粗 10
倍，也不一定破。
但是它有一个很大
的危害，会出现弥
漫性的腹膜炎感染
中毒，再严重就是
休克，甚至死亡。

* 肠梗阻的四大症状

肠梗阻四大症状是疼、吐、胀、闭。第一是肚子疼且一般都是阵发性的绞痛。因为小肠每分钟可能有 5 ~ 6次蠕动，每一次蠕动时遇到它前方的梗阻，都要通过强烈地蠕动使内容物经过梗阻的部位，所以当蠕动特别强的时候就会变成一种痉挛性的疼痛。第二是吐。如果不通，积累到一定程度的时候，机体为了缓解自己的症状，就会往上返，返到一定的程度，就是呕吐，呕吐后会暂时缓解腹痛，这是一种自我保护的方式。第三是胀。梗阻的时间长了，小肠逐渐变得扩张，里边既有液体也有气体，就会表现得腹胀。这种腹胀是一种人的自我感受。医生给患者检查的时候也会看到肚子膨隆，而且摸上去肚子的张力很大。第四是闭。闭是指患者没有排便也没有排气。

* 肠梗阻可导致中毒、休克、死亡

肠道它本身的肌肉有很强的弹性，它可以比正常情况粗 10 倍也不一定破。但是变粗后有一个很大的危害，就是肠道粗到一定程度以后它的血液循环会出问题。因为肠道是有血液供应的，需要营养和氧气。当它的张力到一定程度的时候，血液循环就不能为它提供养分，就会导致营养不良，形成缺血，继而出现坏死，即肠子变黑、坏死、破裂。破裂以后肠里边的内容物就会流出来，游离在腹腔中，这时会出现弥漫性的腹膜炎。腹膜炎的结果是感染中毒，再严重就是休克，甚至死亡。所以一定要在发生严重的后果之前把它阻断。

* 肠梗阻与其他肠道疾病的区别

肠梗阻和一般的胃肠炎相比，有一定的区别。急性、普通的胃肠炎都可能有疼、呕吐的现象，但是一般都有腹泻，也有排气。所以这两种病之间比较好鉴别。阑尾炎一般也是在肚脐周围疼，但是阑尾炎发展到一定的阶段以后有一个突出的特点，就是右下腹疼。用手按自己的右下腹就能感觉出疼痛，如果右下腹一按就疼，往往都是阑尾炎。另外一个是输尿管或者肾脏的结石，也可以绞痛。但是结石一般尿检会有红细胞。另外，结石的患者一般都没有肚子胀。虽然结石也可能有呕吐，但是呕吐和肠梗阻引起的呕吐性质不一样，所以也比较好鉴别。

* 哪些食物容易诱发肠梗阻

张老是怎么患上肠梗阻的呢？原来，入冬之后柿子开始上市了，喜欢吃柿子的张老赶紧买了一兜回家，而且一口气就吃了三个。晚饭时候，张老没吃饭，而是又吃了三个凉柿子，吃完没多久，肚子就开始难受。大约一个小时以后张老就觉得肚子特别的胀，吃的东西全部都被吐了出来。家里人见状，赶紧将他送到了医院，经过医生检查，老人被诊断为急性肠梗阻。

专家提示

柿子是最容易引起肠梗阻的食物之一。柿子本身是一个很好的食物，但是如果吃得过量，就会给人体带来危害。还有一种类似的食品就是黑枣。柿子、黑枣里边有一种鞣酸蛋白，吃进去以后和胃里边的酸性物质反应容易结成块。再加上一些果皮等不好消化的纤维，就会形成团块，进而堵塞肠道，引起梗阻。

* 饭后剧烈运动易引发肠梗阻

小刘是一名在校的学生，爱好打羽毛球，经常是放下饭碗就往外跑，他觉得这样不仅能够锻炼身体，还能够帮助消化。有一天小刘像往常一样饭后约同学去打球，

要正确认识肠梗阻与其他肠道疾病的区别，肠胃炎典型表现为腹泻，阑尾炎典型表现为右下腹疼痛，结石患者则不会出现肚子胀的情况。

柿子、黑枣中的鞣酸蛋白，与胃液中的酸性物质反应容易结块，再加上果皮等不好消化的纤维，堵塞肠道，从而引发肠梗阻。

但是没到 20 分钟，他就出现了腹部的疼痛，而且这种疼痛是越来越严重。同学急忙将他送到了医院，结果小刘被诊断为肠梗阻。

专家提示

肠扭转大多由于饭后剧烈运动引起，很短的时间内就会发生肠坏死。而单纯由于吃东西引起肠梗阻的情况，发生肠坏死的时间一般都比较长，可能是一天、两天甚至三四天。但是肠扭转可能十几分钟、半个小时、一个小时内就会发生肠坏死。

* 饭后拍腹对促进消化没有太大帮助

张老回想自己在患病之前有一个习惯，每天餐足饭饱之后老觉得自己的肚子很胀，喜欢拍腹助消化。难道它的肠梗阻和这一习惯也有关系吗？

专家提示

拍腹跟肠梗阻没有直接的关系，但是也不主张这么做。因为一个人的自然状态，酒足饭饱以后应该是适当地休息，不要去人为地干扰肠胃。如果轻轻地按揉腹部，可能对促进蠕动有一定的帮助。如果饭后拍腹已经成了习惯且一定要坚持做的话，也不要太剧烈。

* 肠梗阻的四大高危人群

肠梗阻有四大高危人群：一是有腹部手术史，一般会有肠粘连。二是特殊饮食习惯，异食癖，比如有的人吃线头，还有的人吃头发。三是恶性肿瘤，结肠上边长了肿瘤，会把肠道堵死。四是慢性便秘的患者，随着年龄的增长肠蠕动会越来越慢，吃的东西不容易排出，也会形成梗阻。

酒足饭饱后应适当地休息，轻轻按揉腹部，对促进肠道蠕动有一定的作用，但是千万不能做剧烈运动，以防发生肠道的扭转。

第二十四章

胆小怕"石"

讲解人：张能维、王慧宇

张能维　首都医科大学附属北京世纪坛医院副院长、主任医师

王慧宇　首都医科大学附属北京世纪坛医院超声科主任、副
主任医师

* 胆结石与胆囊炎的关系密切吗？

* 胆结石形成与什么有关？

* 胆结石有哪些症状？为何与胃病易混淆？

胆结石会不会要命？胆结石跟每个人有什么关系？胆结石一旦发作，又对人有多大危险呢？首都医科大学附属北京世纪坛医院副院长、主任医师张能维，首都医科大学附属北京世纪坛医院超声科主任、副主任医师王慧宇为您解答。

* 胆结石堵在胆管会刺激出胆囊炎

2013 年 7 月 5 日，贾先生在床上蜷缩着，满身大汗、疼痛难忍。他本以为自己是胃痛，过一会儿就会好转，但事实并不像他想的那么简单，这种没有间歇的疼痛整整折磨了他一天一夜。他赶紧来到了医院，医生为他进行了为期 10 天的保守治疗。出院的时候，医生嘱咐贾先生，3 个月以后要去医院做手术，不然胆结石还有可能再发作。3 个月后贾先生再次来到医院接受了手术。但因为炎症侵满了胆囊和周边的血管，增加了剥离时的手术难度。

其实，简单的胆结石手术，一般情况下 8 分钟就能做完，但是，贾先生的手术却做了 40 多分钟，取出大大小小 17 块石头，他的胆囊炎和胆结石同时存在。那么，为什么这两种问题会在他身上同时发生呢？

专家提示

胆汁由肝细胞不断生成存贮于胆囊，当消化食物时再由胆囊排出至十二指肠。胆汁和胰液、肠液一起对小肠内的食糜进行化学性消化。胆囊像工厂的仓库一样储存胆汁。如果不吃饭，胆汁就不能排空，胆汁会越来越浓，就像晒海盐，海水不断蒸发，最后水分没了，盐就出来了。在正常情况下，胆汁中的胆盐（或胆汁酸）、胆固醇和卵磷脂的适当比例是维持胆固醇呈溶解状态的必要条件。当胆固醇分泌过多，或胆盐、卵磷脂合成减少时，胆固醇就容易沉积下来，这是形成胆结石的原因。

胆结石的形态是圆形或椭圆形，表面像桑葚或草莓，如果胆结石在胆囊里不发作，一般是没有危险的。如果它卡在胆囊管或者卡在胆总管里面，胆结石卡住的地方就会发炎化脓，甚至破裂，最终可能威胁生命。

石头长多了，长到某个时期，如果把胆囊管堵住，这就是胆囊炎。胆里面的结石脱落到相应的地方，就会发生胆囊炎症、胆管炎症。如果结石到了肝脏，肝淤滞了，肝脏也会有炎症。如果结石把胰腺也堵住了，胰腺也会有炎症。这样的情况下，既有肝炎，又有胰腺炎，再有胆囊炎，所以致死率是非常高的。

胆结石的成分是胆固醇，胆固醇是有机物质，泡在胆汁里会偏软一点，越放越干，就会越来越硬，硬到一定程度以至于完全脱水以后，它自然就会散掉，那时候就是粉末状的。

胆结石发作时出现疼痛，是因为结石刺激胆囊发生炎症，这种情况相对而言疾病程度还比较轻。如果胆里面的结石脱落到肝和胰腺，还有可能会引发肝炎和胰腺炎，这些炎症结合在一起，可能是致命的。

胆汁里面有两种成分，一种是排掉的胆固醇，另一种是胆汁酸，人体最需要的就是胆汁酸成分。当胆固醇浓度高到一定程度，胆汁酸的浓度又很低的情况下，就很容易患胆结石。

* 胆结石症状易和胃病混淆

贾先生得病之前经常有胃不舒服的感觉，通常他会到药店买点儿药吃，一般过几个小时就会缓解。但今年他两次发病的部位，都集中在胃部，那么胆结石发作是不是很容易和胃病混淆呢？

专家提示

结石嵌顿在胆囊里面，由于结石对胆囊的刺激作用，会发生严重的疼痛。但是，患者也可能只出现消化道的反应，如胃部难受等消化不良症状，这使很多胆结石患者在没有出现剧烈疼痛的时候会误以为自己得了胃病。做 B 超检查之后才发现有一大部分患者都是由胆结石引起的这些症状表现。

* 长期不吃早餐、喜食油腻食物易患胆结石

贾先生和妻子在北京工作比较忙，几乎不吃早餐。偶尔吃一次也是油条、豆浆。中午饭和晚饭也几乎顿顿都在外面解决，荤菜吃得多，还经常和同事喝酒。在贾先生第一次发病的头天晚上，他就喝了将近一斤的白酒。那么贾先生患胆结石和他的饮食有何关系呢？

专家提示

爱吃油腻食物、动物内脏等易患胆结石，占胆结石患

很多患者胆结石刚发作时并没有出现剧烈疼痛，可能只是表现为类似胃部不适的症状，但此时应提高警惕，如果症状经常反复出现，应及时到医院做 B 超检查，确诊是否患上了胆结石。

一定要养成长期吃早餐的好习惯，但不要摄入过多的碳水化合物，并且保证一定的油脂量，如油条、煎鸡蛋适量地吃一些。因为油脂的摄入有助于胆汁的排空，这样就不会让胆汁中胆固醇的成分越来越浓缩而形成胆结石了。午餐和晚餐同样不要摄入过多高油脂、高胆固醇的食物。

病原因的第三位。俗话说得好，"早上要吃饱，中午要吃好，晚上要吃少"，那么早餐应该怎么吃呢？在国外，人一般是早上 5:00 ~ 6:00 起来吃饭，因为 7:00 就要上班。但是午饭在 12:00 以后吃的话，相隔时间很长，所以早餐就要吃得丰盛一些。中国人大多 7:00 吃早饭，11:30 吃午饭，所以早餐吃得过于丰盛对于上班族是不太合适的。对于预防胆囊疾病来说，早饭要虚吃，不用吃得太多，不需要太多的碳水化合物，只需要有一定量的油脂，如早餐吃一个煎鸡蛋等。但是有些老年人起得很早，早上 5:00 起床，6:00 吃饭，这种情况可以遵照"早餐吃好"的标准。

中午要"假吃"，是说尽量少吃含碳水化合物的主食，因为碳水化合物会刺激胰岛素分泌，使血糖迅速降低，就容易犯困。

晚餐质量要高。因为吃完晚饭到睡觉还有很长的时间去消耗能量，如果 18:00 吃完晚饭到 22:00 就饿了，再加一顿餐，对身体健康更不利。

第二十五章

透过内镜看消化

讲解人：张澍田

首都医科大学附属北京友谊医院副院长、消化科主任、主任医师

* 什么类型的结肠息肉易变癌？

* 肠癌症状不明显，如何提早发现？

* 严重的胃食管反流会引发什么疾病？

* 是何原因会造成消化道出血？

* 哪些原因是诱发胃癌的真正元凶？

常见的肠道疾病，为什么会诱发致命的危险？生死关头，小小内镜是如何挽救生命？胃食管反流引发哪些不适症状？怎样的检查方法，才能辨别胃食管反流？哪些不良的生活习惯会引起消化道的病症？首都医科大学附属北京友谊医院副院长、消化科主任、主任医师张澍田，带您透过内镜看消化。

* 肠道的组成

人体的肠道分三部分：直肠、结肠和小肠。直肠长度是12～15厘米，大肠包括结肠和直肠，长度差不多1.5米，长度是相对固定的，变化主要在小肠，小肠的长度是身高的3～4倍。吃东西在胃里研磨，之后主要在小肠吸收，吸收的好坏主要看小肠的作用，结肠主要是往外排泄、分泌一些东西，直肠就是储存分泌下来的一些

分泌物。常见的肠道疾病包括溃疡性结肠炎、克罗恩病、结肠息肉、不同原因引起的肠道出血，还有肠道血管畸形以及最严重的结直肠癌。

* 特殊类型的结肠息肉易癌变 绝大部分要治疗

结肠息肉按形状大体上分四种类型，但无论哪种类型，都是肠壁上多出了肉赘。结肠疾病很多是没有症状的，大部分息肉也是没有症状的，甚至一些早期的癌也是没有症状的，这就要靠无症状健康查体去发现它。健康查体不是大家普遍意义上认为的抽血、做 B 超就可以了，抽血可以检查一部分，但不可以完全检查出来。B 超只可以查腹部的实质脏器，而肠道问题是发现不了的。因此要想把这些无症状的病变检查出来，就要做最直观的结肠镜。

一般情况下，息肉有症状就是出血，当息肉的表面有糜烂，出血表现在症状上就是黑便或者是暗红色血便。大家一定要养成好习惯，冲水以前扭头看一下，大便是什么颜色的，对于早期发现一些疾病非常有帮助。

绝大部分息肉是要治疗的，特别是有些特殊类型是癌前疾病更要处理。发现结肠息肉首先要取活检，在内镜下根据病理的结果来决定下一步怎么处理，传统的下一步治疗就是开腹手术，把有息肉的一段肠子截下来，现在可以在结肠镜下把它烧下来，肚子上没有刀口，和正常人完全一样。

结肠息肉大部分是需要治疗的，不然的话时间久了会转变成一些恶性的病变。在内镜下可以看到结肠息肉的不同形状，如表面有糜烂的、个头比较大的、有出血

引发息肉的原因主要有不良的生活习惯、家族遗传和肠道炎性病变。结肠息肉的发生往往不会出现特异性症状，但是如果得不到及时的治疗，息肉可能会发生癌性病变，所以健康体检十分重要。

的，内镜下看着有些结构不正常的，如开口的结构不正常，这都是病变或者已经病变的症状，属于早期的癌症。但有些要根据病理，取了活检，在显微镜下看，才能明确它到底是不是有变化。

* 结肠息肉的产生

有一种特别类型的息肉叫作溃疡性结肠炎，它修复以后反复发作就会引起多发的息肉，与结肠癌是有最直接关系的，但也不是一对一的特定关系。还有跟生活习惯是有关系的。一些类型的息肉有遗传倾向，但遗传也不是绝对的，不是说父母有，后代肯定有，如果老一辈有这方面的病史，就属于高危人群，就要定期去做无症状结肠镜检查。

息肉类型不一样，原因也不太一样，总体来讲病因不是特别明确。预防还是要平衡饮食，多吃绿叶蔬菜，少吃含脂肪类的东西，特别是红肉。另外，要处于一个平和的精神状态，过度的焦虑、过度的紧张都会有一定影响。

* 肠癌症状不明显　便潜血检查早发现

李先生前不久因为便血来到了医院，起初他认为是自己的痔疮又犯了，但是医生通过内镜检查，发现他的结肠有息肉性的突起，经过活检，最终的结果让李先生大吃一惊：他便血的原因，竟然是结肠癌。医生建议他立即住院接受治疗。

专家提示

结肠癌可以有便血的症状，也可以没有任何症状。

不能想当然地以为便血都是痔疮引起的，也可能是痔疮发作的同时又有结肠癌，便血有痔疮的问题，也可能有结肠癌的问题。早期结肠癌特征性的症状就是没有症状，中晚期结肠癌可以有出血、肠梗阻等症状，有些老年人甚至发展到肠子一点都不通了，才到医院来就诊，结肠镜都无法通过，只能通过导丝才能过去，那时候就太晚了。

便潜血意味着整个胃肠道可能有很少量的出血，但是在哪个部位通过便潜血检查是不能确定的，所以便潜血是初步检查，如果有问题再继续往下查。直肠癌到了早中期、中期或者到了肛门部位，患者总有一些拉不净的感觉，就是刚大便完又觉得有便意，再去又没有什么大便，一会又有感觉，这种情况叫肛门刺激症状，要高度警惕，需要去医院做检查。如果症状真是癌引起的，一般都比较晚了，就不能进行内镜下的治疗了，只有早期的癌才可以在内镜下做，和切息肉一样把它切掉，治疗后和正常人完全一样，不影响生活质量。

及早发现结肠癌，要在生活中注意大便颜色的改变和排便习惯的变化，当出现黑便、血便，以及便不净的感觉时，应及时到医院进行检查，以便及早发现并治疗结肠癌。

* 结肠癌筛查要尽早

我国主张 45 岁以后开始做健康查体，但现在查的都是抽血、做 B 超、心电图、胸片，这些是必须的，要根据家族史、根据自己的身体情况，进一步有针对性地查某些项目，特别是胃肠道。

有些癌通过抽血化验得出的指标是相关性的，不是特异性的，指标不一定高，高了也不一定是结肠癌。腹部超声只能查实质脏器，除非癌已经很大了，超声才能看得见，否则超声是看不见的。超声检查一遇到气体它的功能就大大地下降，什么都看不见了。腹部 CT 和超声检查类似，也是主要查实质脏器，也是结肠癌比较大才能发现。直肠指诊只能查出直肠的肿瘤，直肠以上的所有结肠癌都是无法靠直肠指诊检查出来的，最有效的办法就是做结肠镜。有些人耐受力比较好，可以做普通的结肠镜，有的人怕受罪，曾经做过很难受，或者听别人讲过很难受，就可以选择做无痛结肠镜。

早期发现结肠癌，要进行无症状的健康查体，特别是针对高危人群，无痛结肠镜检查非常有必要。

* 胃溃疡如果侵蚀血管　可能引发胃出血

2012 年 8 月 31 日，在北京友谊医院的急诊室里，一位从其他医院转来的患者正在接受急救，医生通过胃镜发现患者的胃部正在呈喷射状出血。根据医生介绍，当时这位患者的病情十分危急，因为出血量极大，患者的血压只有 20 ~ 50 毫米汞柱，随时都有生命危险，经过医生两个小时的努力抢救，这位患者的病情才得到了控制。

专家提示

胃溃疡通俗地讲就是胃部黏膜烂掉一块，随着烂的深度增加，可能侵蚀到大动脉、静脉，甚至可以深到穿透胃壁。胃溃疡有多发的，也有单发的，有在胃里的，也有在十二指肠里的，关键看溃疡烂在哪个地方，正好烂在血管上，就会引起大出血。所以，有些人溃疡很大，但也没多大问题，而有些人溃疡很小，也不是太深，却会出现很大的出血。

消化道发生出血时要及时到医院进行救治，以免危及患者生命。可通过内镜直接在出血部位进行止血，这样既能挽救生命，又不会给患者造成身体创伤。

* 消化道溃疡的发生与生活习惯有关

溃疡发病原因很多，一是一些对黏膜有损伤的不良生活习惯导致的，如长期吸烟、喝酒、吃一些刺激性的东西，都会引起溃疡。二是不同原因引起的胃酸的增多，如吃甜的东西很多，就会导致胃酸分泌增多，增加患溃疡的风险。三是幽门螺杆菌，外国学者的这一发现获得了诺贝尔奖，如果把幽门螺杆菌根除掉，溃疡复发率会大大下降。

* 某些药物会增加消化道出血的风险

李先生今年65岁，患有高血压，之前的一年他因为冠心病住院放了两个支架，出院之后他便按照医生的叮嘱，每天按时服用阿司匹林和氯吡格雷，防止血栓形成。然而吃药没有多长时间，李先生就觉得自己的胃经常隐隐作痛，他到医院消化内科检查，被诊断为消化道溃疡。医生通过询问服药史之后，建议他先把抗血栓的药物停掉，否则会有消化道出血的危险。

专家提示

很多吃阿司匹林和氯吡格雷的人，没有任何症状，突然就发生了消化道大出血，呕血。这是因为随着高血压、糖尿病导致的冠心病越来越多，特别是放支架以后的冠心病患者，更需要服用阿司匹林和氯吡格雷，恰恰这两种药对胃肠道黏膜都有一定的损伤，会导致消化道出血，所以用药时一定要征求心血管医生的意见，不能随意停药。刚刚放了支架的患者，如果必须用阿司匹林和氯吡格雷，最好加上一些减低它对胃肠道刺激的药物，这样既保护了心脏，又减轻了对胃肠道的影响。

当您需要服用阿司匹林、氯吡格雷这类药物时，一定要注意对消化道造成的伤害，要根据医生的建议，适当地减少药量或者服用保护胃黏膜的药物。

* 消化道溃疡可能引发梗阻和穿孔

王先生从两个月前开始感到自己的食欲不如以前好

了，还经常出现反酸、打嗝的情况。他到医院看看自己出现了什么问题，医生通过胃镜检查发现，他的胃部内壁有明显的溃疡，并且根据王先生的症状判断，他的不适是由于消化性溃疡引起的轻微梗阻所导致的，应该立即接受治疗。

专家提示

溃疡如果长在通道口的位置，就会反复发作，像皮肤拉了一个口子一样，形成一道疤，就会影响出口的通畅。如溃疡长在幽门或者十二指肠颈部，就会引起梗阻，食物下去很困难，甚至会出现昨天吃的东西今天吐出来的情况，这是最典型的幽门梗阻或十二指肠球部梗阻的症状。严重的情况还可以引起穿孔，如胃穿孔、十二指肠穿孔，整个把胃壁或者把十二指肠壁侵透了，穿到肚子里去，引起急腹症，这样的情况要马上进行手术。一旦出现穿孔，肚子疼得会非常厉害，和原来疼痛的性质不一样，而且持续不缓解，甚至到整个肚子都疼了，这时候要赶快到医院就诊。

* 胃癌早期无症状　定期检查很重要

李先生在两年前经常会出现胃疼，疼一会儿就过去了，慢慢地变得越来越频繁，就到医院开了点胃药，每次疼痛吃了药之后就会好一些，就一直当胃疼治，后来有一次已经疼得不行了，他才到医院做胃镜一检查，医生说是胃癌。

专家提示

很多早期胃癌是无症状的，李先生的病史不算短了，两年的时间，如果这次发现的胃癌是晚期，两年以前胃

当突然出现腹部剧痛，可能为消化道穿孔，要立即到医院进行救治。另外如果出现食物难以下咽、呕吐隔天食物的情况，多数为梗阻所引起，也要立即到医院进行医治。

疼可能与胃癌是有关系的，那时候已经不算早了，延续下来两年才会发现晚期的胃癌，甚至不能做手术了。如果这次发现是早期的，那么两年前的疼痛和他的癌症就没有什么直接的关系，要个体化地诊断，个体化地治疗。

胃癌的发病率在我国攻关的 8 个癌症当中，排在第三位，欧洲胃癌发病率比亚洲要低，中国、日本的胃癌发病率非常高，但是日本比中国做得好一点，它们的胃癌早期检出率比中国高出很多，中国胃癌早期检出率太低，这既要医生的高度重视，又要普通的老百姓认识到早期检查的必要性，做无症状健康查体，特别是胃镜检查，才能发现可以在内镜下切除的早期胃癌。

预防胃癌首先要建立一个健康的生活方式，戒烟戒酒，应尽量避免刺激性的食物、熏制和腌制的食品，特别是咸菜要少吃。咸菜这类高钠饮食，不仅对高血压有影响，对胃同样有影响。另外，吃剩菜、剩饭要把握一个度，不是绝对不能吃，而是不宜长期吃，长期吃这些，可能会对胃有不好的影响。

* 反酸、烧心当心胃食管反流

张阿姨最近消化出了一点问题，吃完饭之后经常爱咳嗽，还总爱打嗝，胃部有强烈的灼烧感。在家里自己吃了一点药也不见好转，就来到了医院。医生经过 24 小时 pH 值监测，她的胃液 pH 值经常是低于 4，另外通过胃镜检查，判断她患的是反流性食管炎。

专家提示

咳咳很常见，但是因为胃食管反流引起的食管炎却不太常见，所以很多医生可能都想不到是这个问题，特别是很多心脏科和呼吸科的医生，可能想不到消化系统疾病会引起类似心脏和呼吸系统疾病的症状。这种情况是因为胃里的东西反流到食道，甚至再往上反到咽喉部，呛到气管里，引起持续不愈的咳嗽、喘憋、哮鸣。

消化道的症状很多都是非特异的，单纯出现反酸、烧心现象对医生来讲是有诊断价值的，因为单纯反酸、烧心，很多时候就可以诊断成反流性食管炎，或者说胃食管反流病。

* 胃酸反流到食道导致反流性食管炎

张先生今年 64 岁，身体一直不错，但是最近他却经常往医院跑。因为他总是在自己睡觉时感觉到胸闷、憋气，而且胸腹部疼痛，他以为是自己的心脏出了问题，但是各项检查都做了也没什么问题，医生建议他到消化内科进行检查。医生经过食道内镜检查，最终诊断他出现的胸闷、胸口疼痛是由于食管炎所引起的。

专家提示

食管炎的典型症状是反酸、烧心，如果症状不典型，要做胃镜检查，或者做 24 小时 pH 值监测。胃里是酸性的环境，食管里是碱性的环境，中间隔着食管括约肌，正常情况下，吃东西时食管括约肌就张开了，平时状态下是关闭的，由于关闭不好，胃里的东西反到食管里就会引起食管炎，再往上反，就会引起胸闷等症状。

造成反流性食管炎的原因，最主要的问题就是整个胃往下蠕动得差，特别是幽门食管括约肌功能差，正常该开的时候开，该闭的时候闭合不好，酸的东西反流到食管来，甚至有一些肠液反到胃里，又反流到食管，对食管黏膜引起刺激。其次，吃一些刺激性的、产酸多的食物，如吃甜的太多、喝酒、肥胖都可以引起反流。

当出现反酸、腹胀时可以到医院进行 24 小时胃酸 pH 值监测，诊断是否存在胃食管反流的状况。

111

* 药物治疗反流性食管炎 应配合改变不良习惯

如果是胃食管反流引起的食管炎，那首先要抑制胃酸，就是让它反上来的东西对食管黏膜刺激小一点。另外，要让它尽量少反流，所以要用一些刺激胃肠蠕动的药，让胃排空，让食管括约肌收缩加强。这两方面结合起来，可以有效地防止胃食管反流，进而减轻反流性食管炎。当然还有一些不良的生活习惯，如吃甜的、喝酒、吸烟等都要注意避免。

* 吞咽困难警惕食管癌

躺在病床上的李先生，在前不久吃饭的时候，总是感觉到下咽比较困难，就好像是有东西堵在食管里一样。他到医院检查，医生通过胃镜发现，李先生的食管内壁有一块明显的突起，后来经过活检，医生诊断他患的是早期食管癌。

专家提示

早期食管癌可以在内镜下切除，生存率和开胸效果是一样的，只不过创伤更小，是可以治愈的。但像这种有了症状的食管癌，往往已经不是早期的了，这种情况内镜下是做不了的。

食管癌的典型症状是吞咽困难，但这并不是早期症状，食管癌在早期是没有症状的，到了中晚期才会出现吞咽困难。还有更严重的症状是进行性的吞咽困难，患者刚开始的时候是馒头吃不下去，后来是面条咽不下去，然后是粥喝不进去，到最后连水都喝不下去了，这就到了食管癌的晚期了。

在过去的 7 天内，出现过烧心、反流、恶心以及上腹中央部疼痛，且频率在 3 次以上，就可以初步判断为胃食管反流，需要到医院进行医治。

* 食管癌的分类

食管癌分为两种，一种是食管鳞状细胞癌，一种是食管腺癌。这两种癌的发生机理是不一样的，食管鳞状细胞癌在中国算是特色病，在欧美很少见，这跟喜食烫食有直接的关系，与食用熏制、腌制的食物也有很大的关系。另外，吸烟也是重要的致癌因素。

维生素的缺乏也会导致食管癌的发生。中国人的饮食结构致使维生素C、B族维生素、维生素E的摄取量不够，所以要有意识地提高这些维生素的摄入，包括锌等微量元素的摄入。

* 胆结石不可在内镜下取出

张女士今年46岁，有一天她吃完午饭，就感觉腹部隐隐作痛。等到晚上，痛感越来越重。她去医院做了检查，查出胆管里有石头。张女士立即接受了内镜下的胆管取石手术，病情很快便得到了缓解。

专家提示

胆结石分两种情况，一种存在于胆管里，一种存在于胆囊里，它们的症状是不一样的，在治疗上当然也不一样。胆囊结石的处理方法原来是开腹把胆囊切掉，现在可以在腹腔镜下操作完成，这就是我们俗称的肚子上打孔摘除胆囊。胆管结石，可以开腹也可以通过腹腔镜来做，还有一种办法是从嘴里把石头取出来。

第二十六章

打好保"胃"战

讲解人：张澍田

首都医科大学附属北京友谊医院副院长、消化科主任、主任医师

* 胃溃疡是慢性复发性疾病吗？
* 精神紧张容易引发胃病吗？
* 检查和确诊胃病最有效的方法是什么？

胃部疾病发病率高居不下，哪些因素会引发胃病？首都医科大学附属北京友谊医院副院长、消化科主任、主任医师张澍田教您打好保"胃"战。

* 四种胃病易多发

胃的功能是储存和加工，加工功能里主要的就是消化，吸收主要在肠道，特别是小肠，所以胃是消化食物的主要器官。

胃酸、胃胀只能算是症状，不能算是疾病，胃部常见的疾病有四种，即溃疡病、胃炎、功能性消化不良、胃癌，其中，对人体影响最大、危害最大的就是胃癌。

* 胃溃疡是慢性复发性疾病

胃溃疡吃完饭以后半个小时上腹就疼，是饥饿疼，这是球溃疡。现在像这种典型症状的溃疡病非常少见，基本上都是非特异性症状。

溃疡病大部分是因为胃酸增高造成的。很多外因可以造成胃酸的分泌增高，如吃甜食、长期处于一种焦虑紧张状态，都可以造成胃酸分泌增高，对胃黏膜有侵蚀作用。胃炎在我国发病率非常高，成年人去做胃镜几乎都有胃炎。有胃炎不一定有症状，有症状也不一定是胃炎造成的。很多症状是由另外一种胃部的常见疾病，即功能性消化不良，或者叫非溃疡性消化不良造成的。

* 胃癌要早发现早治疗

胃癌是对人体影响最大的胃部疾病。早期胃癌完全可以没有症状，有些人存在一种误解，等有了症状再去查、再去治，但是对于胃癌来讲可能就已经晚了。医生一直在强调要发现亚临床型胃癌，所谓亚临床型胃癌就是没有症状的胃癌，这是早期的。没有症状怎么来发现？这就要靠早期检查。

胃癌在早期没有症状，所以要做到早检查、早治疗。

* 胃病形成的原因

1. 胃病形成的内因

胃病形成的内因主要有四点：一是胃酸，胃酸是引发胃炎和溃疡病最常见、最重要的原因。胃酸增高，会侵蚀胃黏膜，造成胃黏膜的糜烂以至于导致更深的溃疡，甚至引起出血和穿孔。二是幽门螺杆菌，这种细菌是溃疡病复发的主要因素之一。三是体质，即人所拥有的非特异性免疫力，也就是说一个人生来就有的对疾病的天然免疫，这一点对于溃疡病或者其他胃病的发生

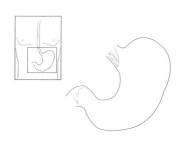

来说很重要。四是血型，胃溃疡与血型是有一定关系的，O 型血的人更容易得溃疡病。

2. 胃病形成的外因

胃病形成的外因中，第一类是精神因素，第二类是生活方式。在精神因素中，紧张焦虑、工作压力大、劳累都会造成胃病发生。在生活方式中，生活要规律，不要过度熬夜、过度劳累，饮食要规律，三餐定食，不要暴饮暴食。秋末冬初和冬末春初是胃病高发的季节，特别是溃疡病。如果胃部突然受凉，可能会引起局部的痉挛，造成腹痛的感觉，有的人甚至有腹泻的症状。很多人喜欢喝浓茶或者咖啡，这些饮品可以适量饮用，但不要太浓。不论是浓茶还是浓咖啡，里面的咖啡因含量都比较多，这会疏松血管，造成胃黏膜的供血不足，对胃的刺激比较大。

* 胃病不能自己随意诊断

十二指肠球部溃疡，典型症状就是饥饿痛，所谓饥饿痛就是饿了，感觉到胃痛，吃点东西就能缓解。这种情况一天、两天可以，但是长期靠这样缓解是不可以的，一定要去医院做进一步检查。

很多人在烧心、胃痛时就会到药店自己去买点药，如果短期能缓解，也不是绝对不可以，但是如果长期吃药还反复，就一定要到医院做进一步检查，明确诊断，以便于进一步规范治疗。

很多方法可以缓解胃痉挛，如用热水袋或者喝一些热水，甚至用手压一压腹部，解除了痉挛，疼痛也就缓解了。但是一定要重视痉挛，因为虽然都是痉挛，胃炎、功能性消化不良、溃疡病甚至胃癌都会痉挛，所以要长期这样忍下去,可能就把一些早期的疾病变成了晚期,一些良性疾病可能诱发并发症,如溃疡穿孔甚至出血。如果是早期胃癌,本来有比较好的治疗办法,变成了晚期以后就很难达到根治的效果。

胃癌的发病因素很多,有人说胃溃疡是胃癌的癌前疾病,有人否定这个原因,认为在胃癌发生过程中,有很多因素在起作用,很难讲某一个因素就是胃癌的特定发病因素。养成良好的饮食习惯和生活习惯,对预防恶性肿瘤还是很有帮助的。恶性肿瘤无论胃癌还是其他系统的癌症,早诊断、早治疗,是延长生存时间、提高生存率、提高生活质量最根本的办法。

胃部的疾病,避免不明原因的盲目治疗,一定要明确诊断再规范治疗,这才能避免并发症的发生,避免一些恶性疾病从早期发展成晚期。

* 确诊胃病的两种检查手段

胃病的检查方法有两种是最客观的:一个是钡餐,一个是胃镜。钡餐和胃镜检查的范围是一样的,但是各有利弊。钡餐是用硫酸钡作为造影剂,在人体的消化道显示肠胃的情况,具体检测方法是由检测者空腹吞服调好的硫酸钡,与身体的肠胃内壁充分接触之后,进行 X 线摄影检查,通过显影情况,医生可做出相应的病理判断。钡餐得到的是一个间接征象,通过喝进去的硫酸钡在 X 线下透视,这时候胃或者十二指肠很浅表的病变,不太容易被发现,但是钡餐痛苦相对小一点。胃镜得到的是直接征象,可以发现非常浅表的病变,而这些浅表病变很可能就是早期胃癌,钡餐可能会漏掉,但是胃镜能发现。在胃镜下还可以做超声胃镜,以及喷一些色素,让对比更明显,病变区分更清楚,但是胃镜也有一个缺点,相对于钡餐来讲痛苦可能更大一点,有些人做过觉得很难受。

* 胃镜是检查和确诊胃病最有效的方法

做无痛胃镜有两种情况要特别慎重：第一种情况是有心脏病，特别是冠心病；第二种情况就是打鼾的患者，特别是打鼾以后有呼吸暂停的患者，医学上叫睡眠呼吸暂停综合征。这两类患者做无痛胃镜要慎重，一定要在经过医生的进一步检查、明确可以做的情况下再做。一般医院做常规胃镜和无痛胃镜由患者来选择，患者如果选择了无痛胃镜，再由麻醉科医生判断到底适合不适合做无痛胃镜。

* 建议 40 岁以上的人增加胃镜检查

40 岁以上的人在健康体检的时候应该增加胃镜检查，特别是有家族史或者有过胃溃疡的人，避免出现晚期胃癌的问题。

胃癌早期是没有症状的，发现早期胃癌只有靠健康查体。现在健康查体都是套餐，套餐含的项目不一样。可能有人遇到过这样的情况：刚做了健康查体没问题，3 个月以后发现有晚期胃癌。那是因为做健康查体的时候，没有包括胃部检查，这样就会漏掉相关问题。所以，建议 40 岁以上的人，在做健康查体的时候，特别是高危人群，如曾经有过胃溃疡、家里人曾经有过癌症、上一辈曾经有过胃癌，这时候一定要加上胃镜的检查。40 岁算是一个分水岭，在这个时候整个机体开始走下坡路，就跟某些车开了 10 万公里以上就要开始大修和保养一样，人体也需要检修，这个时候一定要详细地检查，以避免出现一些晚期的问题。

第二十七章

阿司匹林的是与非

讲解人：刘玉兰
北京大学人民医院副院长、消化科主任、主任医师

* 什么是阿司匹林？

* 为什么服用阿司匹林会导致出血？

* 如何保护胃黏膜？

很多致死、致残的疾病都需要提早服用阿司匹林进行预防，但是有的人却偏偏与这种药物水火不容。什么样的人在什么情况下服用这种常见药会出现严重威胁？北京大学人民医院副院长、消化科主任、主任医师刘玉兰为您解答。

* 什么是阿司匹林

2300 多年前，西方医学的奠基人、希腊生理学家和医学家希波克拉底发现柳树的叶和皮具有镇痛和退热作用，但当时还弄不清它的有效成分。1897 年，德国化学家霍夫曼为解除父亲的风湿痛之苦，将水杨酸制成乙酰水杨酸，并于 1900 年在德国拜尔药厂开始生产，商品名称就是阿司匹林。阿司匹林治疗范围极广，包括感冒、发热、头痛、牙痛、关节痛、风湿痛等，还能预防手术后血栓形成、心肌梗死和脑卒中，故俗称它为"万灵药"。

研究显示，服用阿司匹林能使发生严重心血管疾病的风险下降 1/4；使非致死性的心肌梗死风险下降 1/3；

使非致死性的脑卒中的风险下降 1/4；使因为血管性疾病死亡的风险下降 1/6。

但是，任何药物都有副作用，阿司匹林最大的副作用就是对胃肠道的损伤，它可能会导致胃黏膜糜烂或者是溃疡，甚至是非常危险的消化道出血。

阿司匹林有一些副作用，但是发生的概率很小。总体来说，阿司匹林对于心脑血管高发病来说获益明显大于风险。

调查研究表明，用阿司匹林每治疗 1000 例患者（这些患者是指有心脑血管高发因素或者相关危险因素的患者），能阻止 19 例血管事件的发生，也就是说 1000 例中可能有 19 例患者获益。但是在用阿司匹林治疗的过程中，5000 例患者中可能有 1 例会出现严重的并发症，如呕血。所以对患者来说，服用阿司匹林的获益要大于风险，不要因为害怕阿司匹林的副作用而拒绝服用。

*服用阿司匹林导致出血的原因

任何药物的应用都应该在医生的指导下进行。阿司匹林主要是用于预防心脑血管疾病，不是随着年龄增大就都需要服用。如果没有心脑血管疾病，到了 70 岁也不一定要用阿司匹林。

2011 年 1 月，夏先生发现自己在活动 40 分钟或一个小时以后就会出现胸闷、心悸、乏力等症状，他自己找了些药吃，但是效果并不明显。因为症状越来越严重，4 月夏先生就到医院的心内科检查，这一查果然查出了严重问题。冠状动脉造影显示，夏先生的冠状动脉粥样硬化。医生诊断为冠心病，要进行支架治疗。放支架之前要常规服用阿司匹林以及氯吡格雷，但他只吃过 2 次之后，就开始出现便血、呕血的症状，然后被家人送到医院急救。

专家提示

患者因为心脑血管疾病，可能要服用阿司匹林。但是有些患者在心肌梗死的状态下或刚做完搭桥手术后就服用阿司匹林，或者与其他抗凝药物联合应用，这个时候一旦出血，就可能增大发生危险的风险。在这种状况下，如果停用这类抗凝药物，可能会导致心血管疾病复发的风险增加；但不停用，出血的可能性就会增大。这个时候医生要权衡利弊，但抢救患者的生命才是最重要的。

* 阿司匹林引起出血的因素

阿司匹林这一类药物引起出血，涉及的因素有很多。夏先生常年每天服用 45～50 毫克剂量的阿司匹林，用了二三十年的小剂量都没有问题。但是这次因为要造影用了大剂量药物就出血了，可见消化道出血和使用阿司匹林的剂量是有关系的。

普通的溃疡病，就是与幽门螺杆菌相关的溃疡病，是和细菌有关系的，如果有细菌感染，患溃疡病的风险就大了。在这时，如果再用阿司匹林，可能会增加风险。

老年人可能有不止一种病，不仅使用阿司匹林，还会使用其他抗凝药物。这种药物联合的风险也比单一用药的风险大。此外，年龄越大，出现出血的风险也越大。

* 幽门螺杆菌是导致消化性溃疡的因素之一

夏先生到消化内科进行系统检查后，医生发现他的胃部幽门螺杆菌呈阳性，也就是说，他的胃已经感染了幽门螺杆菌。出现这种病菌，说明他患消化性溃疡的风险就会增加，除了幽门螺杆菌这个消化性溃疡第一致病因素以外，还有一个与其并列的致病因素，那就是吃阿司匹林。对于感染了幽门螺杆菌和服用阿司匹林的人来说，双重因素在一起，消化性出血的风险就会大大增加。

专家提示

如果患者溃疡很严重的时候再使用阿司匹林，可能会引起大出血。在服用阿司匹林或其他解热止痛药物之后，很多患者的溃疡是无痛性的，往往出现大出血了才去医院，这样做风险较大。胃的反酸可能会导致胃食管反流，老年人常会出现这种状况。在这时，医生会首先按照溃疡病的治疗原则先杀菌，来根除幽门螺杆菌，再考虑让患者使用阿司匹林或其他抗凝药物。

* 用药需因人而异

秋季和冬季是胃肠道疾病高发的季节，也是溃疡病容易出血的季节。服用一些药物来适当保护胃黏膜，也能减少出血概率。但并不是说所有的患者都应该长期服用保护胃黏膜的药物，因为这些药物大多是有副作用的。另外，患者不可以随便用药，应根据个体情况，由医生来调整用药。

第二十八章

了解便秘

讲解人：刘玉兰

北京大学人民医院副院长、消化科主任、主任医师

* 什么是便秘？哪些原因会导致便秘？

* 便秘有哪些危害？

* 便秘该如何用药？

* 如何预防便秘？

您知道什么样的情况可以称为便秘吗？出现便秘，您会采取怎样的缓解方法？北京大学人民医院副院长、消化科主任、主任医师刘玉兰帮您调整不良习惯，摆脱便秘困扰。

* 判断便秘有条件　引起便秘找原因

平时生活中大家都会遇到长时间没有排大便或者是想排的时候排不出来的情况。有人觉得可能是上火，也有人认为主要是肠蠕动出现了问题。这样的看法对吗？便秘的定义非常简单，就是大便不通畅，如果每周大便次数少于3次，伴有排便困难、大便干结或者是排便不净，就可以称为便秘。

引起便秘是有原因的。一是有一些疾病导致便秘；二是药物导致的便秘；三是饮食不当；还有一些是心理因素引起的，如压力大或者是精神不愉快等。其实在临床上便秘是一种表现，主要分为两种情况，一种是可以找到原因

的，叫作继发性便秘，主要是因为用了某些药物或者是得了其他疾病导致的便秘。还有一种是没有任何原因的，叫作原发性便秘，或者叫功能性便秘，在医生做诊断的时候，还要把它再继续分型，这样才能更好地治疗。

* 便秘的危害以及分型

很多人认为便秘没有什么大的危害，只是生活痛苦一点而已，所以就会自己吃点药，这是非常大的误区。便秘是有非常大的危害的，如果便排不出来，会产生毒素，影响到身体健康。尤其是便秘的人群直肠癌发病率很高，除此之外，有高血压的人，便秘容易诱发脑出血、心肌梗死，因为便秘是全身运动的过程，不仅仅是直肠、肛门。有些便秘的患者，有的时候脸憋得很红，特别恐惧上厕所，这些都可以诱发其他的疾病。还有一些肝硬化的患者，长期便秘会导致肝昏迷、神志不清、记忆力下降，这些都是便秘带来的并发症。

得了便秘一定要到正规的医院去看，不能随意用药。便秘分以下几种类型：一是慢传输型便秘，就是肠道的蠕动慢，推进大便的速度慢，造成大便在肠道中停留的时间长，时间一长，水分容易被吸收，大便就会变得干结；二是出口梗阻型便秘，大便要从肛门排出，所以肛门的功能好坏非常重要，如果肛门功能不行，也容易发生便秘，肛门附近有一群肌肉在主导排便过程，直肠是储存大便的地方，粪便已经到了直肠，但排不出来，即为出口梗阻型；三是混合型便秘，也就是有的患者是两种情况都有，既传输得慢又出口梗阻。

* 便秘应该怎样用药

在检查出结果以后，医生可能根据不同的情况选择不同的药物：第一类是容积性泻剂；第二类是盐类泻剂；第三类是渗透性泻剂；第四类是刺激性泻剂；第五类是润滑性泻剂。

在生活中，有一类泻药被老百姓用得最多，如大黄等。这一类药物的副作用主要是会使肠道的神经系统受到损伤，产生依赖，致使剂量越用越大。另外，它还能使肠道的大肠黏膜变黑，医学上称作黑变病，肠道黏膜可见浅棕色、棕褐色或黑色的色素沉着，呈条纹状、斑片状改变，这就是典型的长期用刺激性泻药引起的结肠黑变病。黑变病的患者癌症发病率高，所以尽量不要用这类药物。

选择哪一种治疗便秘的药，由医生来决定。如果乱用药，就容易得结肠黑变病，增加患癌症的风险。

* 专家支招　预防便秘

第一，要经常运动，每天运动 30 分钟以上，对缓解便秘有好处。

第二，饮食不能太精细，多吃一些麦麸、杂粮、高纤维的蔬菜水果，对缓解便秘有好处。

第三，适当地饮水，早晨喝一杯凉一点的水，会刺激排便反射。

第四，养成良好的排便习惯，比如每天早上六七点钟去大便。只要有了便意，不要忍耐，及时排便，否则排便的节律打乱了，就容易引起便秘。

第五，排便时不要分散注意力，大便的时候一定要集中注意力，不要一边排便，一边读书看报，这样对缓解便秘不利。

第六，适当做腹部的按摩，由右侧往左侧推进，这也是肠蠕动的方向，一次按摩 10 ～ 20 分钟，每天大便之前做一做。

缓解便秘要注意多运动、多吃粗纤维食物、常饮水、定时排便、排便时莫读报、勤按摩。

第二十九章

看面色　识健康

讲解人：宋茂民
首都医科大学附属北京天坛医院副院长、外科主任医师

* 什么是黄疸？

* 黄疸应该如何预防？

* 吸烟会引发黄疸吗？

　　脸色发黄，究竟是疲劳了，还是背后隐藏着怎样的健康隐患？可怕的杀手，巧妙的伪装，黄色面相背后的隐情不可忽视。日常生活中如何预防黄疸疾病？首都医科大学附属北京天坛医院副院长、外科主任医师宋茂民为您解答。

* 什么是黄疸

　　小潘最近经常发烧，最高的时候能达到 39 摄氏度，在照镜子的时候，她还发现自己的皮肤有些发黄，眼白也有染黄的迹象，同事们说他患的是黄疸型肝炎。这让小潘紧张不已，于是赶紧到医院做了一个检查。但是检查结果中却发现，他的胆管中有一个 1 厘米的小石头，小潘很是不明白，这结石也能导致出现黄疸的症状吗？

专家提示

　　黄疸是一种症状，而平时说的胆是脏器，如胆囊、胆管还有胆汁。黄疸和胆囊、胆管、胆汁、胆红素有关系。干细胞里有胆红素，红细胞里也有胆红素，干细胞损伤了，

得肝炎了，干细胞被破坏了，胆红素出来会进入血液里；红细胞溶血了，胆红素也溶血了，这些胆红素会随着血液进入到组织的末梢，就表现为黄疸。

黄疸不是肝炎的独有症状，胆道结石或者胆囊结石也会出现黄疸。黄疸清楚或者不清楚、明显或者不明显要看病情的程度。如果胆总管结石堵得很严实，黄疸就非常明显。但是如果很轻，或许患者不能发现，只有医生才能发现。

黄疸一般分三种。一是干细胞性黄疸，就是由肝炎、病毒感染、肝坏死等引起的黄疸。二是溶血性黄疸，溶血就是红细胞溶解，病理性溶解也可以引起黄疸，它有很多疾病，如自身免疫性的溶血、恶性疟疾、中毒等。三是外科性黄疸，就是胆管、胆道里有炎症或者石头，以及恶性肿瘤，包括胰头癌，也可以引起黄疸。

溶血性疾病与黄疸的联系：如果输错血的话，别人的血进入到自己的血管里，血型不配就可以发生急性溶血，溶血后就可能出现黄疸。还有一些比如说蚕豆病，是一种先天性的红细胞被破坏的遗传病，它会在某种状态下发生红细胞自己溶解，也是一种病理性溶解，最后胆红素进入血液而出现黄疸。还有恶性疟疾，它会把红细胞溶解，也会出现溶血，但是总体来讲不很常见。溶血性黄疸很常见，最常见的就是干细胞性黄疸和外科性黄疸。

* 黄疸的自测方法

第一，腹痛与黄疸的关系。胆道结石、胆囊结石等引起黄疸的时候，是先有腹痛后有黄疸。而溶血性黄疸，一般是先发烧，后出现黄疸，没有腹痛。肝炎性的黄疸，是先有持续性的上腹部的隐痛或者是肚痛，后出现黄疸。

第二，发烧与黄疸的关系。胆管结石、胆管炎症是先有腹痛再有发烧和黄疸，也就是说发烧和黄疸几乎是同时出现的，肝炎则不，肝炎是先发烧后黄疸。

第三，发烧与腹痛之间的关系。胆管结石、胆管炎症是先腹痛后发烧，肝炎的腹痛和发烧几乎是同时的。

* 恶性肿瘤和黄疸症状有何关系

恶性肿瘤和黄疸之间的关系：第一，患者出现黄疸，看他是否得过胆结石。如果是得过胆结石的容易再次出现黄疸。第二，黄疸是否有持续性，一般恶性肿瘤引起的黄疸是不消退的，越来越重，而结石的黄疸是可以缓解的，是波动的。第三，看大便的颜色。恶性肿瘤的黄疸是持续的、越来越重的，大便的颜色由黄变淡，最后变白，叫陶土样便。第四，是否发烧，胆结石或者炎症往往伴有发烧，可是恶性肿瘤一般不伴有发烧。

黄疸不能预防，但是导致它的疾病是可以预防的。例如导致外科黄疸的疾病有胆道结石和炎症，那么在预防方面应该做一些工作。胆道结石里边有胆囊结石和胆管结石，胆囊结石主要是饮食习惯造成的。在饮食上应该尽量控制高脂饮食、高蛋白饮食；多吃蔬菜、杂粮，少吃精细的粮食，这都是一些预防措施。从青少年时期开始培养自己良好的生活和卫生习惯，对胆管结石的预防是有好处的。

黄疸并不是肝炎的独有症状，胆管、胆囊的炎症或者结石以及恶性肿瘤等疾病也可以表现出黄疸的症状，一定要正确区分。如果只是出现腹痛的情况，内外科均可医治；如果先腹痛后发烧，要到外科就诊；先发烧后腹痛，要到内科就诊。

第三十章

别让石头"打碎"健康

讲解人：宋茂民
首都医科大学附属北京天坛医院副院长、外科主任医师

* 胆结石会引发哪些疾病?

* 结石又是如何形成的?

* 胆结石引起的疼痛有何表现?

　　胆结石痛与胃痛症状十分相似，患者怎样才能正确判断？疼痛并非一日形成，那么又该如何预防结石的发生？首都医科大学附属北京天坛医院副院长、外科主任医师宋茂民为您一一解答。

* 胆结石的征兆

　　一般来讲，胃疼的症状是隐痛或者是顿痛，偶尔也可以发生神经痉挛的绞痛，类似于胆囊结石这种绞痛一般不发生黄疸和发烧。胆囊结石的疼痛，时常伴有发烧或者是黄疸，黄疸比较少见，发烧是常见的。胆囊结石绝大多数疼痛表现在胸前右侧偏上。胃的疼痛大多是在中间，但是慢性胆囊炎的疼痛就不能定位，鉴别要等上腹部疼痛的时候到医院去做超声检查。对于结石患者来讲，小的结石容易疼；如果是大结石，一个胆囊里边就一块，跟胆囊一样大，它动不了就不疼。小结石，它有空间，可以动，石头在胆囊里边一移动，就刺激胆囊的平滑肌去收缩、痉挛，实际疼的过程就是胆囊平滑肌痉

挛的过程。

　　胆囊结石或者胆管结石，手术是痛苦的，因此一般手术是最后一个选择。治疗顺序是溶石、排石、碎石，再就是手术。溶石要服用一些药物，长期地服用药物，这些药物有些副作用，一是伤肝，二是其有效性还不是

很确切。当然也有一些药物比较不错，但是对于大多数患者是无效的。原因是大多数的结石，它的表面都有一层钙质，有钙质的结石用溶石药物

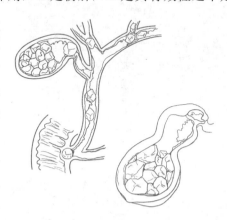

是无效的。因此溶石并不能够治好所有的患者。碎石是把石头打碎了，仅仅是打碎了，它是排不出来的，还要加上溶石和排石结合在一起治疗，把一个有钙的石头打碎了以后，再服用溶石药，效果就提高了。再采用其他排石的方法，促进一些小的石头排出来，这是可行的。但是总体来讲，有效性比较低，另外就是复发率比较高。原因是胆囊既然长了石头，它就具备了长石头的条件，把老的石头消除了，它可能还要长新的石头。一般来说，通过溶石、碎石、排石的方法治疗以后，几年之内复发的可能性比较大。因此，真正的治愈还是要靠手术，手术要切除胆囊，治愈胆囊结石。

＊胆结石手术

　　保胆取石的手术方法并不复杂，相当于传统的胆囊

切开取石，现在通过微创的方法，把胆囊打一个孔，把石头取出，胆囊留在里面。保胆取石的治疗理念目前是有争议的，原因是如果患者出现了胆囊结石，把结石取走了，胆囊还在那儿，还会形成结石，医生不愿意让一个患者因为同一个病再接受第二次有创伤性的治疗，而胆囊切除以后，也没有什么其他特别的后遗症。所以原则上是要取石的同时把胆囊切掉，但是保胆取石也有它的适用范围，一般对高龄合并多种疾病的、身体特别衰弱的、不适合手术的患者或者耐受不了麻醉手术有风险的患者，可以选择这种手术。

* 形成胆结石的原因

如果每天不吃早餐，但是午餐、晚餐照常吃，按结石形成的机理来讲，不应该形成结石，所以说不吃早餐和长胆结石没有直接的关系。但是早餐、中餐、晚餐都不吃，并且长时间这样，就有可能患上胆结石。另外，胆囊结石和胆管结石形成的原因也是不一样的。胆囊结石一般发生在肥胖、女性、富裕、脑力劳动者、高血脂的人群当中。胆管结石则相反，瘦人发生概率较高，另外就是在沿海地区相对较多。

胆结石的治疗方法主要有溶石法、碎石法，但这两种方法极易复发，真正治愈胆结石还需要依靠手术切除胆囊。高蛋白、高脂肪的饮食最容易形成胆结石，日常饮食除了肉食之外，还要考虑多吃些蔬菜、杂粮等，这些都可以在一定程度上预防胆结石的发生。

第三十一章

吃出来的胰腺炎

讲解人：宋茂民
首都医科大学附属北京天坛医院副院长、外科主任医师

* 什么是胰腺炎？

* 胰腺炎到底有多痛？

* 如何预防胰腺炎的发生？

当出现腹痛难忍、恶心、呕吐，身体可能出现了哪些问题？日常生活中如何预防胰腺疾病？首都医科大学附属北京天坛医院副院长、外科主任医师宋茂民为您解答。

* 什么是胰腺炎

在人体腹腔深处有一个非常不显眼的小器官——胰腺。胰腺虽小，但作用非凡，它是人体中重要的器官之一。它是一个有外分泌功能的腺体，它的生理作用和病理变化都与生命息息相关。胰腺虽然"隐居"在腹膜后，但它分泌的胰液中的消化酶在食物消化过程中起着"主角"的作用，特别是对脂肪的消化。胰腺分为外分泌腺和内分泌腺两部分。外分泌腺由腺泡和腺管组成，腺泡分泌胰液，腺管是胰液排出的通道。胰液中含有碳酸氢钠、胰蛋白酶原、脂肪酶、淀粉酶等。胰液通过胰腺管排入十二指肠，有消化蛋白质、脂肪和糖的作用。

胰腺的发炎是特殊的，肺炎、胃炎、肠炎这些病症

是由细菌、病毒感染导致的，用一些抗生素就可以治愈。但是急性胰腺炎却不同，它的发病机理是这样的，消化酶是用于消化食物的，但是消化酶在胰管里，它存储在胰腺里的时候是没有消化作用的。当消化酶进入十二指肠和十二指肠液或者胆汁混合以后，这些酶就被激活了，它就具有了强大的消化作用，也叫自身消化。它把胰管、胰腺的腺泡细胞等全部消化了，相当于化学烧伤。

造成胰腺炎的原因主要有酗酒、创伤、胆道疾病等。另外由于胆结石导致胰液引流不畅、反流也会使胰腺发炎。暴饮暴食也是急性胰腺炎的重要发病因素。暴饮暴食促使胰液大量分泌，酒精直接刺激胰液分泌，酒精进入十二指肠会引起乳头水肿和奥狄括约肌痉挛，于是没有"出路"的胰液对胰腺进行自我消化；合并胆石症者也可因胆汁反流或是胰液"出路"不畅发生急性胰腺炎。发生急性胰腺炎的患者，绝大多数有暴饮暴食的经历，因此，不论何时都要荤素搭配、合理饮食。

* 胰腺炎到底有多痛

胰腺炎的疼痛是急腹症当中疼得最厉害的，疼到什么程度呢？举个例子，一个 32 岁的小伙子，大概喝了半斤白酒，两个小时以后突发上腹剧痛，这种剧痛是持续性的，像刀割一样地绞着疼，患者即便是年轻的小伙子也无法忍受，大喊大叫，可是这种患者在病床上是要上各种监护的，又不能动，只能呻吟，可想而知疼痛得厉害。除了疼痛以外还伴随着呕吐，但是呕吐出胃内物或者胆汁以后，疼痛丝毫得不到缓解。

预防胰腺炎，要做到不暴饮暴食，不吃或者少吃油腻食物，不饮酒或者少饮酒，有胆道和胃肠疾病的患者要及时治疗。另外，预防高血脂、高血钙、高血糖，保持心情舒畅，对预防胰腺炎的发生也有很大的作用。

* 预防胰腺炎重在科学饮食

如果一次进餐摄入大量的蛋白质，也有可能引发严重的急性胰腺炎。如果在吃大量蛋白质食物的同时，又过量饮酒，引起急性胰腺炎的机会更大。患糖尿病的可能性要看胰腺炎的炎症程度，如果是急性水肿性胰腺炎恢复较快，如果是急性出血坏死性胰腺炎会影响胰腺分泌胰岛素的功能，使胰岛素分泌过少甚至分泌不出来，从而导致糖尿病，这种由于别的病症引起的糖尿病就叫作继发性糖尿病。

第三十二章

"胃"，你好吗

讲解人：王化虹

北京大学第一医院消化内科主任、主任医师

* 胃病被忽视会危及生命吗？

* 胃病会传染吗？

* 胃病的检查手段有哪些？

被人们忽视的胃溃疡，居然也能夺人性命？胃病同样会传染，怎样让胃不受疼痛折磨？北京大学第一医院消化内科主任、主任医师王化虹为您解答。

* 胃病治疗不慎会危及生命

胃病是临床上常见的疾病，很多人不太重视它。因为胃不舒服，一般待会儿就能好，或者吃点药就能缓解症状，因此很多人不重视治疗。但是不对症治疗的胃病会慢慢发展，严重后会出现消化道出血等情况。例如，胃疼时服用小苏打这类药物可能会暂时缓解疼痛症状，但是胃部会产生一些气体，而这些气体可能会造成溃疡穿孔，在不经意间会发生急腹症，最后可能会威胁生命。

* 胃嘴如同筛子　可通过食糜最大 1 毫米

食物被咀嚼后经过食道，然后通过胃嘴往下排，胃嘴起到筛子的作用。这个过程就像磨小麦，磨完了以后

胃帮助人体消化食物，在人们生活中起着不可替代的作用。然而胃部疾病往往容易被忽视，不经意间就会产生致命的后果。

要过一下箩，过八九十遍就筛成粉了。同样的道理，胃嘴把食物筛得很细，然后再往下送，这个过程叫作机械性消化。

* 胃病是会传染的

胃病是传染性疾病，但是传染是需要一定条件的。导致胃病的元凶是幽门螺杆菌，它会通过人的口腔以及粪便进行传染。中国人的吃饭习惯是聚在一起吃，不像西方人实行分餐制，所以胃病很容易通过唾液来传染。

* 胃病的检查手段

胃部疾病常常表现为针刺样、放电样或痉挛样的疼痛以及胃胀等不适感。当出现上述症状时要尽早到医院检查。最直观的检查方法就是胃镜，对于实在不适应胃镜的患者，还可以通过麻醉胃镜、经鼻胃镜和胶囊胃镜进行检查。

* 胶囊胃镜是何物

胶囊胃镜只有手指大小，当人服下后，可拍摄体内消化道的影像。在吞服胶囊之后，人只需携带图像接收器，在它工作的 7 个小时里，并不会影响人的日常生活。当胶囊工作完成后，就可以将它从体内排出了。

第三十三章

"胆"战心惊

讲解人：王化虹
北京大学第一医院消化内科主任、主任医师

* 胆囊长什么样?

* 它是如何消化人体脂肪的?

* 不吃早餐会有什么严重后果?

　　胆囊负责消化身体里的脂肪。失去胆囊，身体将后患无穷。患有胆囊疾病的人常常将胆囊疾病的症状与其他疾病混淆，以为自己得了其他疾病，该如何区分胆囊疾病和其他疾病？如何保护胆囊不生病？北京大学第一医院消化内科主任、主任医师王化虹为您解答。

* 倒梨形的胆囊

　　马女士4年前开始胃疼，当时只是偶尔觉得上腹不适，她以为是自己饮食不当导致了胃炎，吃了胃药肚子也就不疼了。此后，马女士每年总要发作七八次。最近两个月来，马女士除了上腹不适，还经常伴有口苦、呕吐的症状，到医院检查后发现，引起她腹痛的原因竟是胆囊炎，而不是胃炎。

专家提示

　　胆囊的形状犹如一个倒置的梨。胆囊位于人体的右上腹部，紧贴在肝脏的背面。正常胆囊的大小有7～8厘米。二三十年前，人们觉得胆没用，一听说患有胆囊炎，就会把胆囊去掉。这种做法是非常不科学的。随着科学技术的发展和人民生活水平的提高，人们逐渐意识到，寿命的延长和胆囊是有着重要联系的，如今胆囊疾病的治疗已经非常完善。

* 胆囊有消化人体脂肪的重要作用

胆囊可以消化人体脂肪。人没有胆囊就会不敢吃肉，不吃肉人就没有力量。

胆囊负责消化人体
内的脂肪，通过胆
囊的收缩，释放出
胆汁参与食物消化，
胆囊还具有将胆汁
储存、浓缩和解毒
的作用。

胆汁来自肝脏，经由肝脏管汇合至总胆管，再经总胆管进入胆囊。进餐时，胆囊开始收缩，储存在胆囊里面的胆汁通过胆管释放到肠道，和胃液、胃蛋白酶所消化的食物混合到一起，帮助消化。所以胆囊起到了储存胆汁的重要作用。

胆囊的另外一个作用就是浓缩胆汁。除此之外，胆囊还有解毒的作用：肝脏制造出来的胆汁并不能直接为人体所用，需要经过胆囊对其进行加工。胆汁在胆囊内经过浓缩、解毒，再排到肠道内，以发挥它的功用。

* 胆囊发病高危因素

（1）40 岁以上。
（2）女性。
（3）肥胖。
（4）多次生育。

* 不吃早餐的后果

肝脏经过一夜工作制造出来的胆汁全都储存在了胆

囊里。同时，胆囊也在勤奋工作。如果人在胆囊浓缩吸收水分的过程中不吃东西，这样只会让胆汁在胆内静止，胆汁就会慢慢变干，变成像石头一样的东西，即胆结石。

*摘除胆囊后　患肠道肿瘤的风险会增加

胆囊被摘除后，人体就没有储存胆汁的部位了。消化吸收的时候，胆汁不能一下子达到所需的量。这种情况，会造成摘除胆囊的患者中患大肠肿瘤的人数不断增加。与没有摘除胆囊的患者相比，摘除胆囊的患者患肠道肿瘤的概率会增长 10% ~ 20%，医学家发现这跟胆囊里胆汁的代谢有关。

胆囊最主要的功能是它的浓缩功能、帮助脂肪消化的功能。此外，还有一个很重要的功能，就是解毒，没有胆囊以后，胆汁代谢过程中就少了几个环节，胆汁中一部分产生出来的物质和肠道里的细菌发生作用，这和肿瘤可能也有一定关联。

*万不得已才摘除胆囊　需积极调整饮食习惯

一般人吃东西原本可以很随意，但是胆囊被切除后不仅要细嚼慢咽，而且要少食多餐，这样做的目的就是跟肝脏制造的胆汁相配合。

为什么胆囊切除患者要经常吃东西呢？因为少吃多餐可以提供足够的时间，让肠道和胆汁相互作用，既能帮助消化，又可以将对胃肠道的刺激减到最小，间隔2~3个小时（最好不要超过4个小时）就需要进食。

引起胆部疾病的高危因素有四个，分别是40岁以上、女性、肥胖和多产，同时早上不吃早餐也同样是诱发胆囊炎和胆结石的原因。

胆囊一旦被手术摘除，患者仍然会腹痛，而且摘除胆囊，就无处储存胆汁，也无法将胆汁解毒，所以在胆汁参与消化工作时，患肠道肿瘤的风险会增加 10% ~ 20%。

胆囊一旦被摘除，一定要特别注意调整自己的饮食习惯，要少食多餐，2~3个小时就要进食一次，最好不要超过4个小时，以减小胆汁对胃肠道的刺激。

保护胆还要做到按时吃早餐，晨起可以饮一杯淡盐水，平时可以饮用淡淡的绿茶，而且还要多食用苦瓜等清热利胆的水果、蔬菜，都对预防胆部疾病有很好的作用。

* 护胆有方　早餐时饮淡盐水

早餐时饮水也是很重要的。水不仅仅对胆囊有一定好处，对预防胆结石、胆囊炎也有一定作用，同时对于胃肠道本身也是很好的。可以润滑胃肠道，还可以让胆囊更好地工作。

第三十四章

答 "胰" 解惑话健康

讲解人：王化虹

北京大学第一医院消化内科主任、主任医师

* 胰腺在哪里？

* 什么病与胰腺有关？

* 保护胰腺有何禁忌？

胰腺号称"肚子里的肥皂"，可以清洁内脏。为何这个器官发病时毫无征兆，直接置人于死地？我们如何才能远离癌中之王？北京大学第一医院消化内科主任、主任医师王化虹为您解答。

* 胰腺在人体什么位置

胰腺癌早期往往无明显症状，一旦出现明显症状已至中晚期，且治疗效果较差，故也被医学界称为"癌中之王"。首先来了解胰腺在人体的什么位置？

腹腔有腹膜，腹膜的前面是小肠、大肠、胃，胰腺深藏在它的后面，紧挨着脊柱。胰腺所处位置比较隐蔽，所以胰腺的疾病在临床上经常会被忽视。胰腺非常娇嫩，碰也碰不得，扎也扎不得，摸也摸不得，跟豆腐渣一样。做手术的时候要是把这部分切了以后再缝合，拿线直接缝是缝不上的。

胰腺是一个大而细长的葡萄串状的腺体，横于胃的正后方。它参与调节人体分泌代谢，发挥着不可替代的功能。

* 糖尿病、高血脂跟胰腺的关系

现在，中国的糖尿病患者每年都在增加，而糖尿病和胰腺的关系其实很密切，胰腺内分泌功能的紊乱造成了糖尿病。胰腺有一个功能就是胰腺外分泌功能，分泌出来的很多酶起化学、消化的作用，这跟消化吸收是分不开的。血脂高也会诱发胰腺炎，所以不要小看血脂，要经常去检查血脂。

胰腺炎和暴饮暴食有直接关系，急性胰腺炎的典型症状就是腹部疼痛，无法忍受，同时，血脂升高也是发生胰腺炎的重要危险因素。

* 暴饮暴食的危害

胰腺炎最常发的时间段就是过年的时候，因为过年亲戚、朋友相聚的时候最容易暴饮暴食，这样很容易出现胰腺炎。胰腺炎最典型的症状就是肚子疼，这种疼无法忍受，甚至可能造成呼吸困难、休克。如果不及时抢救、治疗，会有生命危险。

* 胰腺禁忌：烟、酒、暴饮暴食

烟、酒、暴饮暴食是胰腺的禁忌，不给胰腺增加负担，要保证充足的睡眠，只有意识到健康的生活方式势在必行，才是预防疾病的方法。

胰腺最怕烟和酒，所以就保护胰腺的功能来说，戒烟、戒酒是势在必行的。人休息的时候胰腺也要休息，吃了较多东西会给胰腺造成负担。所以最好不抽烟、不喝酒，不暴饮暴食。保证足够的睡眠，也会让胰腺发挥很好的工作效果。

第三十五章

揭开 "吃不饱" 的秘密

讲解人：许乐

北京医院消化科主任、主任医师

＊胃食管反流会引发食管腺癌吗？

＊胃食管反流的原因是什么？

＊胃肠疾病的患者要在哪方面多加注意？

咳嗽、恶心、腹痛、经常饥饿，这些都是常见症状，但背后危机四伏。当出现这些症状的时候，您会怀疑身体出现什么疾病？善于伪装的胃食管反流，我们到底该如何应对？北京医院消化科主任、主任医师许乐为您解答。

＊长期胃食管反流会引发食管狭窄或食管腺癌

73 岁的吴女士，身体一直不错。一天，奇怪的事情发生了，喜欢看书的她，却看不进去，因为她总是时不时地感觉到肚子饿，吃点东西还没半个小时就又饿了。起初吴女士并没有把这些放在心上，而且觉得是件好事，说明是自己的胃口变好了。可是这样的情况是愈演愈烈，最后无论自己吃得有多饱，没多长时间这种肚子饿的感觉就又出现了，于是她决定到医院去看一看。接诊的医生马上安排她进行胃镜检查，当胃镜一点一点往下走的时候，影像显示她的胃部有充血的症状，在经过了一系列详细的检查后，医生确诊，她患上了胃食管反流，吴女士从来没有听说过这个病，这是一种怎样的病呢？

专家提示

胃食管反流是非常常见的疾病，是由胃里的酸水、胃蛋白酶等反到食管里面，频繁地出现反酸水，因为胃酸或者胃蛋白酶，导致食管黏膜的破损，这种情况下就会发生一定的并发症，可以引起消化道出血，长期还会引起食管的狭窄，另外也跟食管腺癌有关系。

胃食管反流的治疗方式主要有以下几种：一是改变生活方式；二是药物治疗；三是手术治疗或者通过胃镜治疗。在这几种治疗方式当中，药物治疗是最重要的治疗方式。现在的药物治疗有很多种，最主要的叫抑酸剂。药剂量疗程一定要因人而异，根据患者的具体情况来选择药物。研究发现，停药半年，70% 的患者就可能复发，复发率非常高，很多时候就需要维持治疗，剂量和品种一定要由医生去判断。

> 胃食管反流复发率很高，治疗时一定要谨遵医嘱，长期用药，千万不要擅自停药。

* 胃食管反流的原因

虽然把折磨了吴女士已久的胃食管反流这个元凶揪了出来。但是她很纳闷自己怎么会突然患上这种病？医生了解到，吴女士一直都有吃甜食的习惯，像蛋糕、巧克力等都是她的最爱。因为工作忙，午饭经常是囫囵地吃几口，而晚饭吃得特别多，又有长期失眠的问题。难道这些是她患上胃食管反流的原因吗？

专家提示

造成胃食管反流的原因有很多，如药物，现在经常用到的阿司匹林，还有治关节痛的非甾体抗炎药，都会诱发胃食管反流。从发病机理来看，胃食管反流的主要问题是功能异常，食管和胃接口的地方叫贲门，如果它松弛了，胃里边的东西就可以反流到食管，这是最重要的发病机理。胃食管反流归根结底是贲门松弛造成的，而发生贲门松弛与年龄有着密切的关系，因此中老年人是胃食管反流的高危人群。

* 胃肠疾病患者要从三方面多注意

第一，一般患了胃肠疾病很强调腹部的保暖，就是肚子别着凉。第二，精神状况也是非常重要的，如果天天很焦虑，压力很大，胃肠疾病就会高发。第三，饮食方面要营养均衡，蛋白质、脂肪、淀粉能够均匀地搭配，蔬菜、水果吃够量，这是健康的饮食，也就是说一些高脂肪、高糖食物要尽量避免。

第三十六章

"息"事不宁人

讲解人：栗光明

首都医科大学附属北京同仁医院肝胆外科主任、主任医师

* 胆囊息肉会转化为癌症吗？

* 息肉癌变跟哪些因素息息相关？

* 息肉与结石有关吗？

* 如何预防胆囊息肉？

　　身体不疼不痒，却在体检中发现危机。小小的息肉，为何竟成为致癌的罪魁祸首？首都医科大学附属北京同仁医院肝胆外科主任、主任医师栗光明，带您一起提早化解身体上的小危机，解除大隐患。

* 胆囊息肉可转化为癌症

　　刘女士体检的时候，发现胆囊上长了息肉，但是因为不疼她也没太在意。前一段时间，她的右侧肋骨下一转身就会疼，她随即来到医院，做了相关的检查，结果发现竟是得了胆囊癌。医生依据病情仔细斟酌，建议她切除胆囊，但刘女士担心手术后还会面临复发或者转移的威胁。只要切除胆囊就可以治疗胆囊癌了吗？

专家提示

　　根据临床经验，胆囊癌的早期是有可能根治的。胆囊壁分为黏膜层、肌层、浆膜层三部分。肿瘤长的深度不一样，代表不同的分期。如果肿瘤在黏膜层，属于一期，

切除胆囊就能根治；如果肿瘤在肌层，是二期；肿瘤在整个胆囊壁就是三期；如果发生淋巴结转移就到了四期；如果有肝脏转移或者其他转移就是五期。一旦发展到四期、五期，大多数患者的存活时间只有一年左右。

* 胆囊息肉的定义及分类

胆囊息肉是各种胆囊黏膜良性隆起的简称，主要是胆囊腔突起或隆起的病变，它可能是球形或者半球形的。在国内胆囊息肉的发病率是1%，按照这个比例，中国人当中大概有一千三百多万人患有胆囊息肉，而这些胆囊息肉患者中有10%的人患有腺瘤样息肉，这种息肉可能发生恶变形成胆囊癌。胆囊息肉分为四个类型：胆固醇息肉、炎性息肉、腺瘤样息肉和胆囊腺肌症。

* 胆固醇息肉和饮食习惯息息相关

70%的胆囊息肉是胆固醇息肉，胆固醇息肉是不会癌变的，它主要跟饮食习惯有很大关系。有些人摄入过多含高胆固醇的食物，如动物内脏、油炸食物后，胆固醇容易积聚在胆囊壁上，沉淀后，就会在胆囊壁上形成息肉样的物质。油脂类食物摄入过多会导致胆固醇、血脂升高，是形成胆固醇息肉的主要原因。胆固醇息肉可能从胆囊壁上掉下来，从而形成胆固醇结石。

* 炎性息肉的发病与胆囊结石和胆囊炎相关

炎性息肉主要和胆囊结石、胆囊炎有关。胆囊壁反复受到刺激，会形成瘢痕，类似胆囊腔里的肿胀物，其实这是假性息肉，一般比较小，最常见的是四五毫米，很少超过 1 厘米。炎性息肉一般也不会癌变。胆固醇息肉和炎性息肉这两种类型的息肉占到总数的 80%，剩下的 20% 是有可能癌变的。

* 腺瘤样息肉和胆囊腺肌症容易癌变 要提前干预

超过 1 厘米的息肉，医生除了给患者做 B 超，还会建议患者做 CT 或者核磁共振检查。B 超是初步的筛查手段，CT 或者核磁共振检查对于判断息肉的性质，会更有帮助。胆固醇息肉很少超过 1 厘米，只有个别的会超过，但是在 CT 检查手段下可以明确地诊断属于胆固醇息肉、腺瘤样息肉还是胆囊腺肌症。如果是胆固醇息肉，即便超过 1 厘米，只要没有不舒服的症状就可以不管它。胆囊腺肌症是一部分或者整个胆囊壁腺体的增生，有可能发生癌变，要及早地进行干预。

* 息肉与结石同时存在更需警惕胆囊癌的发生

胆囊息肉是否癌变主要看息肉的大小、生长速度和位置。如果是离胆囊管近的息肉，癌变的概率大。年龄大于 50 岁、同时有息肉和结石的患者需要重视，因为如果结石伴有胆囊息肉，胆囊癌变风险会增高。只患有结石也有癌变的可能，如充满性胆囊结石。因为胆囊本来是储存胆汁用的，要是里面长满了石头，储存胆汁的功能就消失了。癌变跟结石的反复刺激有关，虽然不如胆囊息肉与胆囊癌关系密切，但也有癌变的可能，患者需要警惕。

胆囊息肉超过 1 厘米，患癌概率会大大增加，10% ~ 30% 的人可能有患癌的风险。建议患者做 CT 或核磁共振检查，确认息肉类型，早期进行干预，避免向癌症发展。

息肉大于 1 厘米以上，患者年龄超过 50 岁，息肉和结石同时存在，息肉体积迅速增大，结石类型为充满性胆囊结石，这些都属于胆囊癌的高危因素，只要满足其中一个条件，就要及时到医院进行干预治疗。

* 息肉的微创手术治疗

45 岁的张女士，一个月前体检时通过 B 超发现胆囊内有息肉，经过 CT 确诊，她的胆囊息肉为腺肌瘤型胆囊息肉，是一种高危型的胆囊息肉，很有可能转化为胆囊癌。医生通过腹腔镜手术的方法，把腹腔镜摄像机从肚脐附近插入腹腔，再在她的肚脐眼上打一个小孔，把手术器械穿刺进入腹腔，找到胆管以后，切断血管和胆管，为她摘除了胆囊。

专家提示

现在医学条件下，95% 以上的胆囊结石、胆囊息肉，都采取腹腔镜微创手术。微创就是在腹壁上打 3 ～ 4 个孔，最大的不超过 1 厘米，小的大约是 5 毫米。手术的效果跟开腹是一样的。在国外，腔镜的手术变成门诊手术，如患者来手术，做完手术后观察 2 个小时，就可以回家了。在国内患者需要住院 3 天左右，第一天住院做检查，第二天手术，第三天观察如果没有问题就可以回家了。

胆囊息肉高危人群的干预手段主要是通过腹腔镜微创手术治疗，这种方法不仅能够消除患者体内的癌症隐患，还能减少手术留下的创伤。

* 胆囊的作用

胆囊，是位于右方肋骨下肝脏后方的梨形囊袋构造，有浓缩胆汁和储存胆汁的作用。正常胆囊长 8 ～ 12 厘米，宽 3 ～ 5 厘米，容量为 30 ～ 60 毫升。胆囊分底、体、颈、管四部，颈部连胆囊管。胆囊通过胆囊管与总胆管相连，被称为胆汁仓库。

胆囊总体来讲是"库"，胆囊的功能就是储存胆汁。胆汁消化脂肪类的食物，它由肝脏肝细胞来分泌，一天大概能分泌 800 毫升或者更多一些，分泌出来以后，通过胆囊管流到肠道里消化食物。但是肝脏每天分泌的可

胆囊的作用主要是储存胆汁，被切除以后可能会造成胆管增粗，这是人体的代偿机制所致。胆囊切除术后的患者，暴饮暴食后可能由于没有足量胆汁消化脂肪引起腹泻，所以更要注重合理饮食。

能会比需要量多，而多出来的这部分就会储存到胆囊里。如果吃肉食多了，胆囊就会把储存的胆汁排泄出来，这样就不会引起消化不良的现象。胆囊被切除以后，患者去复查 B 超会有一个现象，就是胆管增粗了，这是人体的代偿机制，胆囊没有了，胆管就会变宽一些，这也能起到部分代替胆囊储存胆汁的功能。

* 多发的胆囊息肉不会发生癌变

44 岁的廖女士，三年前被检查出胆囊息肉，这让她十分担心，后来每次查体她都让医生特别关注她的胆囊息肉。每次检查完医生都告诉她，她的息肉还是存在，只是没有什么变化，这让她渐渐地放宽了心。可就在半个月前的一次检查中，医生告诉她，她体内的息肉没有了，这可把她吓了一大跳，难道说是医生看走了眼？

专家提示

在这种情况下，医生漏看是有可能的。因为 B 超与 CT 不同，CT 相对更客观，B 超的诊断与手法、探头放的位置有直接的关系。如果没有放到长息肉的位置，就可能无法观察到。诊断是息肉还是结石，可以在做 B 超的时候观察这个物质能不能动，如医生会让患者在床上做翻身等动作。如果胆囊赘生物或者凸出到胆囊腔里面的东西，能动就是结石，要是不能动临床上就怀疑它是息肉。有些结石可以粘在胆囊壁上，无法移动，但这不是息肉，可能过两天就掉下来了，再做 B 超检查时就没了。所以 B 超报告会有一个结果为腺瘤样息肉，也称为胆固醇结石或者胆固醇结晶，有很多的名称，胆固醇息肉、胆固醇结石经常混合在一起。如果是多发的，大多都是良性的，不会发生癌变；如果是单发的，就要引起重视了。

B 超检查发现胆囊息肉消失可能是由于胆囊息肉是胆固醇息肉，脱落成为结石，所以不必过分担心。而且只要不是单发的胆囊息肉，一般都不会发生癌变。

* 胆结石患者一般不建议保胆取石

胆囊息肉和胆结石目前无法通过药物或饮食来消除。对于胆结石患者来说，不建议保胆取石。因为胆结石复发概率较高，一旦保胆取石，复发时再进行手术将不能使用腹腔镜，只能通过开腹手术，这时伤害会更大，危险也更高。

* 胆囊息肉的预防

预防胆囊息肉要注意养成健康的饮食和良好的生活习惯。有些人的息肉从胆囊壁上掉下来，变成胆固醇结石，如果胆固醇结石比较小，服用利胆的药物就有可能排出去，但是大部分结石一旦形成是不容易排出去的，所以预防很重要。胆汁储存在胆囊里面，胆囊有一个功能是把水分吸收出来，这时胆汁就会变得越来越黏稠。吃早餐之后，人体会进行新陈代谢，使这部分胆汁排泄出来。但如果不吃早餐，水分反复吸收以后，时间长了，黏稠的胆汁就会形成胆泥，从而形成结石。所以一定要规律三餐，特别是早餐。有氧运动和生活规律也可以有效预防息肉。

每天正常一日三餐，特别是坚持吃早餐，不仅能预防胆固醇息肉的发生，还能预防胆结石的发生。定期运动也可有效预防胆固醇息肉的发生，每周2～3次运动，每次30分钟以上，其中，游泳和慢跑类的有氧运动最好。

* 胆固醇息肉的患者需做好饮食控制

已经患有胆固醇息肉的患者，尽量不要食用动物内脏、油炸食品等高胆固醇的食物。另外带鱼、海胆、动物的脑、蛋黄、肥肉等食物也都富含胆固醇，要尽量少食用。除了高胆固醇饮食以外，白酒对于胆囊息肉的患者来说伤害也很大，它伤胆、伤肝。大量饮用白酒不仅容易导致脂肪肝的形成，而且还会使脂肪肝患者进一步形成胆囊息肉和胆囊结石。

第三十七章

解开致命"胰惑"

讲解人：乔江春

北京医院普通外科主任医师

* 癌中之王指的是什么？
* 胰腺癌的症状有哪些？
* 如何早期发现胰腺疾病？

人体的胰腺所处位置隐蔽，在体检时往往被人们忽略。它一旦发病，就可能在不知不觉中把人的生命带走。北京医院普通外科主任医师乔江春带您一起剖析人体最隐蔽的器官，提早识破它的异常举动。

* 胰腺的特殊位置导致胰腺癌手术是目前腹部外科最大型的手术

杜女士今年 81 岁，在 10 年前的一个寻常的周末，她在医院看病时被告知要留院观察。接下来的一个月，医生没有让她离开医院一步。经过检查，杜女士的病情很严重，医生给她采取了手术，她的内脏器官几乎全都被切除了。究竟是何原因让医生做出了这样的抉择，到底是什么病在折磨着杜女士呢？

专家提示

这种可怕的疾病是胰腺癌。胰腺位于人的上腹部，在胃的正后方，居于整个腹部的中央；它的前方有肝脏、胃和十二指肠遮挡，紧贴在第一脊柱的前方；下方被横结肠遮挡；内侧被脾脏遮挡；最外侧则被结肠和十二指肠遮挡，位置非常隐蔽。正因为它位置的特殊性，所以这次手术一共切除了四个脏器。胰腺癌手术是目前腹部外科领域最大型的手术。杜女士被切除了2/3的胃、胰腺的胰头、整个十二指肠和肝外的胆管包括胆囊，切除范围涉及了四个脏器。

胰腺癌之所以被称为癌中之王，是因为其恶性程度比其他癌症高很多，治疗效果也要差很多。导管腺癌是胰腺癌里最常见的癌，也是恶性程度最高、手术风险最大的癌。

* 胰腺的功能

胰腺是人体第二大腺体，第一大腺体虽然是肝脏，但是胰腺的功能要比肝脏更复杂。胰腺兼具内分泌和外分泌功能。胰腺的外分泌功能是分泌消化液帮助消化脂肪，它的内分泌功能是分泌胰岛素及十多种相关的激素。

* 手术根除性原则

胰腺的位置跟周围器官紧密联系，一旦长了肿瘤，胰腺癌的手术经常是切除至少四个脏器，有可能切除五个脏器。因为要把肿瘤和肿瘤周围连带可能转移的部分都切掉才能达到根治的效果，如果单独切除肿瘤本身，周围组织或者被侵犯的组织没有切除，很快就会复发转移。

* 胰腺质地像豆腐　手术缝合极困难

胰腺是没有筋膜、没有弹性的组织，纤维组织含量很少，几乎全都是腺体组成的，非常脆。如果在发炎或者长肿瘤的情况下，会变得更脆。胰腺的切除本身就很困难，切除完毕后的缝合也非常困难，需要外科医生用特殊的技巧和特殊的缝线材料进行缝合才能成功。如果手术中发生胰漏，那么死亡率就非常高了，这也是胰腺手术的风险所在。

* 胰腺癌易转移和复发的原因

胰腺癌之所以很快出现转移或者复发，其中一个重要的因素是神经转移。胰腺肿瘤极易侵犯到人体神经丛，因而肿瘤细胞的扩散、转移速度异常快。另外，胰腺癌的发生和精神状态有密切关系。性格内向、精神比较压抑的人，容易患胰腺的疾病，与性格开朗的人相比，恢复能力也会差一些。

胰腺癌的高转移率、高复发率与它极易侵犯神经丛相关，精神比较压抑的人容易患胰腺疾病。

* 慢性胰腺炎与胰腺癌有直接相关性

慢性胰腺炎跟胰腺癌有直接的相关性，在胰腺肿瘤周围的胰腺组织，大多都存在慢性炎症的情况。慢性胰腺炎是胰腺癌早期非常重要的信号，所以应该高度重视对慢性胰腺炎的预防和治疗。

* 胰腺癌容易被误诊

胰腺位置特殊，贯穿左右，肿瘤长在不同的部位，临床表现不一样。胃和胰腺的病症经常被混淆，发生误诊，而症状不明也是误诊原因之一，等发现胰腺癌时，70%～80%都是晚期。胰腺癌患者真正能做手术的只有25%，也就是说只有1/4的患者是中早期确诊，绝大部分患者确诊胰腺癌时已到晚期。

*胰腺发病　会引发身体不明位置疼痛

身体发生以下症状，需高度关注胰腺。

（1）不明原因的上腹部不适、疼痛，或者腰背部突然不明原因疼痛。

（2）不明原因引起体重明显下降。

（3）不明原因出现黄疸。

（4）血糖突然升高。

*血糖突然升高　与胰腺发病相关

流行病学调查发现，胰腺癌发病的人群中，糖尿病患者患胰腺癌的概率偏高。长期血糖偏高的糖尿病患者有时出现血糖突然升高的情况，要高度警惕胰腺癌的发生。另外，胆结石、过度饮酒、高血脂是诱发胰腺炎的三个原因。胆囊一旦发现结石，需要尽快考虑手术摘除；控制饮酒、控制血脂也是预防胰腺发病的有效方法。

*胰腺疾病患者的饮食原则

杜女士手术后，医生给她列出了一个食谱。饮食无疑对于健康至关重要，对于保护胰腺更是如此，那么哪些食材对胰腺疾病患者是适合的呢？

专家提示

急性胰腺炎期间要控制进食，慢性胰腺炎患者要平衡饮食。这就要做到避免暴饮暴食，并且为了减轻胰腺的负担，需要减少进食高脂肪、高糖或高淀粉等容易引起血糖升高的食物。

第三十八章

致命的顽石

讲解人：宋京海
北京医院普通外科副主任、副主任医师

*肝区疼痛与胆结石有关系吗？

*胆结石发病的早期有哪些蛛丝马迹？

*根治胆结石的最佳方式是什么？

*胆结石患者在饮食方面需要注意什么？

当医生遇到说自己肚子疼的患者时，往往就会问得非常仔细，因为这种疼痛的背后有可能隐藏着一种常见而又凶险的疾病——胆结石。顽石虽小，却会造成不可挽回的后果。如何早期发现它的隐患？北京医院普通外科副主任、副主任医师宋京海为您讲解。

*肝区疼痛警惕胆结石

一天，来自右上腹的一阵阵疼痛让 51 岁的孙先生难以忍受，他甚至都直不起腰来了，大约 5 分钟后，疼痛才有所缓解。在随后的一段时间里，这种疼痛经常会出现在孙先生的身上，每次他必须趴着才能缓解疼痛。饱受疼痛折磨的孙先生不得不来到医院，医生让他做了 B 超检查，检查结果显示，出现异常的是与肝脏相连的一个器官。

专家提示

肝脏下边就是胆囊所在的位置，周围还有胃，下边是结肠。这一个区域的每一个脏器如果发生病变，都可能引起肝区疼痛。通过 B 超发现孙先生在胆囊区域有一个比较大的结石，由于结石病变引起胆囊疾病，就使孙先生突发了右上腹部疼痛，表现出来主要是肝区疼痛。胆囊里边可以发生结石，胆管里边也可以发生结石，由于进食以后胆汁收缩加速，结石和胆囊壁可能产生摩擦，就会引起不舒服，如有的人是疼痛、有的人是腹胀、有的人是绞痛。

* 摘除胆囊是治疗胆结石的最佳方式

胆囊首先是一个临时性的器官，主要负责胆汁的储存。其次它还有一些免疫功能。关于它的储存功能，指的是胆汁分泌以后，储存在胆囊里边，当人们进食或者是饭后，需要一部分胆汁来进行消化，这样胆囊才会收缩，把里边储存的胆汁挤压到肠道里，然后再消化食物。切除了胆囊以后，并没有完全把胆汁给截断，正常来说胆汁依然还能够通过肝脏分泌，所以在胆囊疾病严重到一定程度，已经严重破坏人的机体正常功能或者影响日常生活，生活质量严重下降的时候，胆囊的功能也就失去了，从医疗的角度讲还是建议把病灶去除。

目前关于胆囊结石的治疗有不同的说法。有很多人认为，把胆囊结石取出来，再把胆囊缝合好，这样就保存了胆囊的功能；有人认为可以进行药物溶石或者排石。关于保胆取石的方法在全国各地仍然有一部人提倡，但它不是主流，主要原因就是它的复发率非常高。大概将近有 60% 的人会复发结石。手术切除能够完整地把胆囊切除掉，同时连带结石一起切除，这样能够避免胆囊再发结石的可能性。

胆结石的复发率非常的高，所以最佳治疗方式是手术摘除胆囊。

157

* 四类人群需要手术治疗胆结石

第一类人群是胆囊结石合并有症状，即有比较剧烈的绞痛，有可能是饭后腹胀，也有可能是饭后靠胃的这个位置疼痛，像这种结石合并有比较明确症状的人，是必须要手术的。第二类人群是患有小结石，多发的。就是胆囊里边可能充满了这种小结石，这种情况也建议患者要考虑手术，因为小结石容易从胆囊流动到胆管里，流动到胆管里以后可能诱发结石的并发症，如胰腺炎、发烧、胆道高压、细菌感染。第三类人群是有结石没有症状，但是胆囊里有息肉，所谓的息肉就是一种良性的肿瘤，结石和息肉同时存在的时候，也要考虑手术。第四类人群是结石近期增长非常快，这部分患者特别是对于中老年人来说，如果结石长期存在的话，即便它没有症状，也有诱发癌变的可能，因此，一些结石存在多年的中老年人，可以考虑手术，另外，患者没有症状但结石在3厘米以上也建议手术。

* 早期识别胆结石的蛛丝马迹

大部分结石发作和饮食有关，特别是进食刺激性的食物或者油性比较大的食物，如油条、油饼、炸糕等。进食这些东西后，会加速胆囊的工作，胆囊收缩就会加剧，即便是早期没有症状，也同样可以刺激诱发症状。还有一部分患者感觉不是胆囊区不舒服，而是胃不舒服。这些患者经常到消化内科就诊，按胃病治或者是做了胃镜，如有浅表性胃炎，吃了很多胃药，但是症状依然没有缓解，这个时候就要警惕是否有胆囊的问题，建议再去做一下胆囊方面的检查，就有可能发现新的问题。

进食油腻食物后腹部不适，长期感到胃部不适，通过治疗无效，要及时到医院做B超，检查是否患有胆结石。

*胆结石的饮食禁忌

胆囊被切掉了，但是胆管还存在，因此胆结石的易患因素还是有的，因此，胆结石手术后同样需要节制饮食，来减少结石的易患因素。动物内脏、蛋黄、鱼子酱等胆固醇含量很高，过多食用可能导致体内的胆固醇含量增加；巧克力热量高，容易造成脂类代谢异常，导致肥胖，而肥胖人群是易患胆囊结石的重要人群；牛奶含钙，钙的成分多少和结石是有一定的关系的，但是和胆固醇相比，它的危险因素还是低很多，牛奶中钙的含量对于人体来说，不足以引起钙沉积。在日常生活当中，也有一些钙含量很高的食物要注意，如豆腐、豆制品，钙含量比较高，相比牛奶而言食用要慎重或者减少食用量。日常生活当中，鱼类还是可以吃的，比如淡水鱼类，因为淡水鱼含胆固醇的量不是很高。烹调方式主要是煮或者蒸，不以煎炸为主。另外，要多吃一些富含维生素A的食物，如胡萝卜、西红柿等，对人体也是有帮助的。

*胆结石离您还有多远

40岁以上的女性，由于雌激素的变化容易诱发胆囊结石；长期生活不规律的人也要注意；有胆囊结石家族病史，包括父辈或者是兄弟姊妹有发病的这种，要引起高度重视；肥胖人群也要注意，肥胖人群不光是胆囊结石，其他疾病的发生概率也会增加，所以适当控制体重也能减少胆囊结石发病的概率。此外，有高脂血症的患者，主要是脂类代谢异常的患者，胆固醇也是跟脂类代谢密切相关的，脂类代谢异常的人，同时就伴有胆固醇代谢异常，脂质物质容易沉淀形成胆结石。

胆结石患者合理饮食的同时还要每3个月复查一次。没有患过胆结石的人，要养成良好的生活习惯，规律作息，改掉暴饮暴食的不良习惯，每年到医院做一次B超检查。

159

第三十九章

错位的疼痛

讲解人：刘京山

北京大学首钢医院普外科主任、主任医师

* 胆结石会引发腹痛吗？
* 心口窝疼是胆结石的症状表现吗？
* 长期不吃早饭会有什么危害？

　　繁忙的生活使人们忽略了很多健康细节，这些细节又会给身体带来怎样的伤害？北京大学首钢医院普外科主任、主任医师刘京山为您解答。

＊腹痛的罪魁祸首——胆囊结石

　　53岁的栗女士像往常一样在单位忙碌了一整天回到家，晚饭后干完家务就休息了，大约23：00的时候躺在床上的她突然感觉右上腹部疼痛，到后半夜已经是满头大汗，并且开始发烧，因疼痛睡不着觉她只能在屋里走来走去。好不容易挨到天亮，家人赶紧把栗女士送进了医院，医生马上安排她做了血液检查和B超。栗女士究竟出了什么问题呢？

专家提示

　　原来栗女士患了胆囊结石。胆囊炎绝大部分是由胆囊结石引起的，个别情况也有其他原因引起的胆囊炎，病毒感染也可以引起胆囊炎，寄生虫感染已经非常少见，但也可以引起胆囊炎。普通人所得的胆囊炎，绝大部分是由胆囊结石引起的。

　　肝脏和胆囊的位置比较近，胆囊的胆汁流出来以后，进入一个很短的胆管，通过胆管进入肠道，胆囊和胆管的位置基本上就在心口窝的位置，这个地方一疼，患者会感觉到心口窝疼，实际上是结石作怪引起的疼痛，所以很多人胆结石发作初期，症状不太典型，就是感觉心口窝不舒服，实际上是胆囊结石引起的。

　　胆结石患者常是半夜疼，如果有半夜急性腹疼的情况，要高度怀疑是不是得了胆囊结石。一般饭后感觉心口窝部不舒服，尤其吃了油腻的食物以后更为明显，再就是平时经常后背疼。

＊胆囊结石有可能引起心口窝疼

　　栗女士在10年间反复出现的心口窝疼痛，就是胆囊炎发作的表现，但是，她始终没有进行彻底的治疗，以致急性胆囊炎十分严重，必须立即进行留院观察。在之后的检查中发现，栗女士胆囊的功能已部分丧失，如果不尽快切除，甚至会发展到胆囊穿孔，达到危及生命的程度。就这样，栗女士不得不接受切除胆囊的手术。栗女士自从切掉了胆囊以后终于去掉了一块心病，原来经常食欲不振，看着油腻的食物就恶心，现在好了，没了胆囊和里面的小石头，遵医嘱不沾高油辛辣的食物，多吃蔬菜，而且按时吃饭。可没多久，苦恼又来了！还是胃疼。栗女士去了医院，检查结果为反流性胃炎。

专家提示

　　胆囊在人体的右上腹，胆汁由肝脏产生，胆汁产生以后，通过胆管进入胆囊里面，然后在胆囊里胆汁被浓缩之后存在里面。人吃了食物以后，需要胆汁消化食物的时候，胆囊收缩，把胆汁排到肠道里面去，参与食物的消化和吸收。这是胆囊的功能，没有了胆囊，胆囊所有的功能也就没有了。没有胆囊时，会出现消化不好、容易腹泻、经常反酸、烧心等症状，称为反流性食道炎；患反流性胃炎和胆囊胆管结石的可能性会增加，结肠癌的可能性也会增加。

*长期不吃早饭的危害

早在几年前栗女士就在一次急诊中查出了胆结石，并且有胆囊炎，可这结石从哪里来的呢？经医生了解后得知，栗女士是一名小学教师，管着一大帮孩子，这操心的事可着实不少，基本上忙得没吃过早饭，午饭、晚饭也很难准时吃，经常凑合了事。时间长了，她开始胃疼，栗女士知道自己老是吃饭不规律，于是每到这时候胃疼犯了就赶紧塞点吃的，再吃些止胃疼的药继续回去工作。

专家提示

胆囊结石肯定和不吃早饭有关系，但是不是所有不吃早饭的人都一定会长胆囊结石？医学上观察到，长胆囊结石的人往往有不吃早饭的习惯。换句话说，不吃早饭的人患胆囊结石的概率比吃早饭的人要高一些，因为人从晚上七八点钟吃完晚饭，到第二天早上六七点钟起床，这个过程已经间隔十一二个小时了，如果早上不吃饭，到12：00吃中午饭就将近二十个小时。胆囊是浓缩胆汁的，胆囊的胆汁如果存了十几二十个小时，就有可能形成一些沉渣。絮状物和沉渣会形成一些泥沙样的东西，时间长了，就会变成胆囊结石。

因为早上胆汁是最浓的，最容易产生沉积物，这时吃早餐会促使胆囊收缩，把胆囊沉积物排出来。另外，一杯150毫升左右的橙汁，也会让胆囊有强烈的收缩。所以建议一周吃1～2次这种食品，让胆囊运动运动。

预防胆囊结石从一日三餐做起。蘑菇、木耳、含纤维多的蔬菜，这些食物能够降低血液中的脂肪含量，而且对肠道排空也有好处，对预防胆囊结石有一定的辅助作用。

第四十章

甜 "秘" 的困扰

讲解人：柯美云
中国医学科学院北京协和医院消化内科主任医师

* 便秘背后有何隐情？

* 谁是便秘的幕后真凶？

* 便秘有什么危害？

* 如何轻松 "赶走" 便秘？

　　日常生活中便秘现象很常见，而有相当一部分人群便秘的原因却是糖尿病，便秘究竟是如何界定的？出现便秘时您采取的办法真的科学有效吗？专家告诉我们，对便秘处理不当会适得其反，便秘应该怎么办？中国医学科学院北京协和医院消化内科主任医师柯美云为您讲解。

＊便秘背后有隐情

　　6 年前的一天，孙女士感觉腹部一阵阵疼痛，她赶忙奔向厕所，可这一蹲就是 40 分钟，回到房间后还是感到十分不舒服，由于以前也出现过这种情况，所以她也就没有太当回事。可是一个多月过去了，这种情况却频繁出现，于是她来到医院检查，医生认为孙女士有些上火，就给她开了去火的药，然而服药之后，她的情况并没有缓解。6 年来孙女士腹部胀痛的情况越来越严重，渐渐地还出现了恶心、头晕的状况，孙女士再次到医院进行检查。由于孙女士患便秘的时间较长，吃药也没能够缓解，医生认为这其中必有隐情，通过一系列问诊和检查，真正的原因才逐渐浮出水面。原来孙女士的便秘与她患上的某种慢性疾病有密切的联系，这种慢性疾病到底是什么呢？

专家提示

便秘是一种症状，它可以由很多原因引起。生活中最常见的是与功能相关的便秘，除此以外，继发性的便秘在生活中占2/3以上。很多原因会引起消化道的动力障碍，然后引起便秘，如糖尿病，结缔组织病，精神、神经方面的病变或者消化道本身病变等。有的药物会减弱消化道的动力，也会引起便秘。

* 糖尿病是便秘的幕后真凶

糖尿病可能会引起心血管、肾脏的问题，它也会引起消化道问题。因为长期血糖升高会引起血红蛋白升高，慢慢就会使肠道的神经系统，包括肠神经系统和自主神经系统受到影响。整个肠消化道系统受神经管理，几千万个神经细胞控制着从食管、胃、小肠、大肠，一直到直肠的运作，如果血糖很高，肠神经系统会发生变性，指挥就不灵了。

老年人便秘的可能性很大。因为年龄大了器官会衰退，而且患的慢性病也比较多。除了老年人，年轻的女性患者也比较多。现在的年轻人都想保持身材，不愿意多吃食物，活动很少，而且精神特别紧张，这些都是造成这个年龄段人群便秘高发的原因。

* 忽视便秘小症状 终将引来大问题

结肠吸收水分的能力特别强，使得里面的粪便变得

有糖尿病等慢性基础疾病的人都属于便秘的高发人群，除此之外，处在特殊年龄段的人也应警惕便秘的发生。

很干。很多天下来，粪便变得很干燥，越干燥粪便的运动就越困难。患者如果很多天不便的话，最后就可能发展成粪性梗阻，整个肠道明显扩张，甚至有的患者肠管会破裂，引起粪性腹膜炎，就是整个腹腔被粪便污染了。如果有慢性病的患者，如有高血压、心脏病等心脑血管方面的问题，排便用力的话，有可能使血管破裂。肝病的患者如果无法排便的话，可能会引起肝性脑病、昏迷。有的患者会发生肛周脓肿，而脓肿可以影响肝脏，引起肝脓肿高烧等。

* 自测：便秘离您还有多远

第一，大便很硬、很干；第二，一个星期大便的次数不到3次；第三，大便时很费力；第四，排便后总是觉得没有排干净。

* 便秘患者不应随意服用泻药

所有便秘的患者都不可以随便用泻药，只有用于肠道准备的时候，比如医生让患者明天去做肠镜检查，肠道里要很干净，才可以用这类药。晚上服用了以后，第二天肠道就会很干净。如果长期服用这类药会加重便秘，它能使肠道的神经末梢变性，本来神经末梢的功能是接受肠胃的刺激促进它的蠕动，而用了这些药以后，反而起到相反的作用。很多患者都说开始用药时效果很好，但是一年以后就无效了，因为这时神经的功能已经不起作用了。

当出现大便干硬、排便费力且一周排便少于3次的情况，就可认定是便秘，要及时到医院的消化内科进行检查和治疗。

便秘时服用泻药的做法是不可取的，尤其是有糖尿病、高血压等慢性基础疾病的人。长期通过服药来排便，还会形成药物依赖的恶性循环，时间长了不仅药物会失效，还会对今后的排便带来影响。

*"赶走"便秘有妙招

第一，每天喝 1500 毫升以上的水。多吃含膳食纤维、纤维素的蔬菜。多吃胡萝卜、芹菜，这些蔬菜纤维含量非常高，对排便有帮助。魔芋膳食纤维能够增加肠道内容物通过的速度。此外，还要增加运动。

第二，要把血糖降下来。

第三，按摩。有一个动作也对"赶走"便秘有好处：躺着，用手在肚脐下顺时针揉，从右到左揉。然后用左手从左到右进行 100 次按摩。上午醒来的时候做 100 次，晚上睡觉的时候做 100 次。这样做有三大好处：第一是肠道的大便会通，第二是食欲会不错，第三是精力会很好。如果大便很难排下来，千万不要做屏气的动作，因为屏气容易出问题。

对于糖尿病便秘患者来说，魔芋、菜花、胡萝卜、芹菜等富含膳食纤维的食物对缓解便秘有很大的功效，而对于没有糖尿病的便秘患者来说，香蕉、白薯也对缓解便秘起到很大功效。三种缓解便秘的方法：揉肚法、腹式呼吸法和提肛运动。每天坚持做，就可有效地缓解便秘。

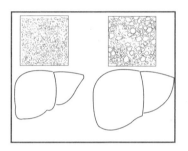

第三部分

肝

第四十一章

勿让脂肪伤到肝

讲解人：李宁
首都医科大学附属北京佑安医院院长、肝胆外科主任医师

* 脂肪肝是如何产生和一步步发展的？

* 酒精性脂肪肝与饮酒关系密切吗？

* 如何消除脂肪肝？

肝脏是人体中重要的排毒器官，哪些错误的做法有可能导致肝脏病变？寻找脂肪肝迅速发展的原因，生活中的哪些小细节能让我们远离这种疾病？首都医科大学附属北京佑安医院院长、肝胆外科主任医师李宁告诉您。

* 脂肪肝的发展历程

刘先生前几年被查出患有中度脂肪肝，可他并没有感觉到不舒服，所以这几年也就没有在意，照样大吃大喝，结果今年的体检结果一出来，让刘先生大吃一惊，追悔莫及，因为他竟然患上了肝硬化。

专家提示

脂肪肝目前被认为是肝炎的一种。脂肪肝进一步发展，症状持续反复后，大量的油都固着在肝细胞内，它在不断地清除、再生，这个过程当中就会变成肝纤维化，再进一步发展就会变成肝硬化。肝硬化最终会导致两个结果，第一个是肝功能衰竭，第二个是肝癌。一般情况下，中重度

的脂肪肝如果进入了肝纤维化的过程，在早期肝纤维化是可以逆转的。但是如果已经进入了肝硬化的晚期，肝硬化是不可逆转的。肝脏反复的纤维化、肝硬化的过程就会造成肝脏本身蛋白质代谢，在肝细胞再生过程当中，肝细胞有调控功能，这种调控功能一旦造成损伤就可以诱导癌症的发生。

中重度的脂肪肝发展趋势就是肝硬化、肝衰竭甚至肝癌。

脂肪肝可以分为三度。在肝细胞形成了一个脂肪球，如果脂肪球占到所有肝脏细胞的体积，在30%以下，

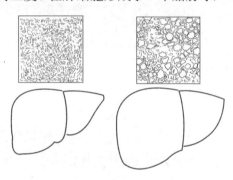

称为一度，叫作轻度脂肪肝；如果在30% ～ 70% 叫作中度脂肪肝；如果高于70% 称为重度脂肪肝。轻度脂肪肝的人，一般在没有什么特殊症状时，会演变成中度脂肪肝，有时会感觉到身体容易疲乏，有油腻的感觉，皮肤、头发容易出油，体力降低。如散步时与正常人运动量相同时患者会感觉疲劳，且不容易恢复，这个时候就有可能是存在脂肪肝的报警信号。

* 饮酒会造成酒精性脂肪肝

40岁的张先生身材消瘦，他已经有20年的喝酒史了，对酒精的依赖让他没有意识到酒精对他造成的危害，直到一次体检，他发现自己患上了中度脂肪肝，才意识到事情的严重性。如梦初醒的他赶忙戒酒。一年半过去了，当他再次体检时，医生已经看不出他的脂肪肝了。

专家提示

酒精对肝脏会产生直接的损害作用，而且长期饮酒会对肝脏的功能造成影响。主要有两种表现：第一是肝脏蛋白质的含量和制造蛋白质的含量下降；第二是维生素比例缺乏。少量饮酒可以舒筋活血，但是需要适量，不同的年龄、性别饮酒量是不同的。例如，老年人在年轻的时候非常能喝酒，但是年纪大了以后还像年轻时喝同样的量，这时就会对肝脏造成损伤。所以患者和健康人要把饮酒的量控制在一定的水平。

糖尿病患者在糖的利用率下降时，胰岛素的分泌不足，各种细胞对胰岛素的耐量也产生了影响。这个时候人体就开始动员身体其他部位的脂肪进入血液，变成游离脂肪酸进入血液，然后这种游离脂肪酸又要进入肝脏，在肝脏里合成，变成甘油三酯。这种甘油三酯在肝细胞内大量地聚集，这时糖尿病患者会出现既患有脂肪肝，身体又日渐消瘦的情况。

* 如何消除脂肪肝

小李 3 年前被查出患有脂肪肝，她认为可能是自己太胖、脂肪太多的原因。为了甩掉脂肪肝，她严格控制自己的饮食，不仅饭量减半，晚餐坚决不吃，而且一有空闲就疯狂运动，每天都是大汗淋漓。功夫不负有心人，经过一段时间，当她再次站到体重器上的时候发现，自己已经瘦了十几斤。

专家提示

在控制和消除脂肪肝的过程中需要注意两个方面，第一是要合理地调节饮食。假如是糖尿病患者或者是饮酒

饮酒要根据不同的年龄、性别来控制，饮高度酒，一次最好不超过 100 克，这样肝脏可以进行正常代谢，对人体的危害会较小。作为脂肪肝的高危人群——糖尿病患者，如果饮食控制不好，除了会产生脂肪肝外，还会伴有身体消瘦的症状。

一味地节食，不仅不会减掉脂肪肝，还会损害肝脏，因为饥饿本身就是造成脂肪肝的过程。轻中度的脂肪肝可以通过合理的饮食和运动，两者结合来消除。但重度的脂肪肝则需要增加药物治疗，三者结合才能消除脂肪肝。

的患者，情况会不相同，营养代谢和缺乏的营养成分也不一样，这就需要患者针对这些方面进行调节。如多吃一些高蛋白和高维生素的饮食，少吃一些糖类的、油腻的食物，不能够只是节食、一味地不吃东西。第二是要合理地运动，根据自身的年龄、性别、身体状况和疾病的状况，可以采取适合的运动。重点是要控制运动量和摄入量之间的比例，就是量出而入。运动量大，消耗得多，可以适当地多补充一点；如果消耗得少，就可以少吃一点。调整比例长期地坚持，就可以自动地控制比例，然后控制营养代谢，使肝脏营养比例处于一种正常的状态，脂肪肝就会自然地消除。饥饿本身就是一个动员脂肪的过程，也是造成脂肪肝的过程。所以一方面要合理地运动，另一方面要合理地饮食，才能正确地消除脂肪肝。

第四十二章

揪出身边的肝癌隐患

讲解人：李宁
首都医科大学附属北京佑安医院院长、肝胆外科主任医师

* 甲胎蛋白增高需警惕哪种疾病？

* 乙型肝炎的传播途径有哪些？

* 肝癌是怎么发生的？

　　肝脏是人体中重要的排毒器官，哪些错误的做法有可能导致肝脏病变？肝癌究竟有哪些典型症状？如何防止肝癌的发生？生活中注意哪些事项，能让我们远离这种疾病？首都医科大学附属北京佑安医院院长、肝胆外科主任医师李宁告诉您。

*B 超和验血是监测肝癌的方法

　　胡先生在一次体检的时候，发现自己的甲胎蛋白指标超高，他听说这很可能说明自己已经存在了肝癌。这可把胡先生吓坏了，他马上到医院进行检查，但奇怪的是，无论自己做了核磁共振检查还是 CT 检查，都没有发现肝脏上有异物，此时的胡先生完全陷入了迷雾当中，到底自己是不是患上了肝癌呢？

专家提示

　　检测肝癌的常用手段有两种：一是 B 超，这种检查方法比较经济、快速、直接，B 超造影可以发现肿块或者

化验单上的甲胎蛋白指标增高，需要引起我们的关注，但是它不是确诊肝癌的唯一标准，不必过度紧张。

结节；二是抽血，从血液当中发现它的肿瘤标志物。这种肿瘤标志物就是甲胎蛋白，俗称 AFP，它是一种糖蛋白，在胎儿 10 ～ 20 周的时间它的分泌量是最高的，出生之后一周就逐渐消失了。血液当中的甲胎蛋白在成年人中含量比较低，但是在一些病理的状态下会增高，如肝炎急性发作、活动性肝炎，所以，甲胎蛋白增高需要对其高度重视，要进行严密的监测，因为甲胎蛋白是肝癌生成的一个重要标志物。

* 治疗肝癌方法各异

治疗肝癌的手段大致分为两种：外科治疗和介入治疗。常见的外科治疗以手术切除为主，而手术后要配合介入治疗才能达到根治的效果。介入治疗多以栓塞、射频等治疗方法为主。肝癌本身并不是局限性的疾病，它是全身性的疾病。同时，肝癌的恶性程度以及肿瘤中血管生成的时间是造成它转移的前提。有时虽然把肝脏都切除了，但是它已经发生转移了。国际上的标准叫作米兰标准，这个标准就是单发的肿瘤如果超过 5 厘米，多发的肿瘤如果超过 3 个，总的体积不超过七八厘米的情况下，可以做肝脏移植，生存期可以超过 3 年甚至 5 年。如果超过了这个标准，甚至有血管的侵犯，移植以后当年的复发转移率就达到 50%，即使做了肝移植，但一年之内还会复发，并且一般情况下复发的患者是挽救不回来的。

* 乙型肝炎与免疫防御系统下降合并易发肝癌

肝癌的发生有两个重要因素，一个是有病毒性肝炎的感染，另一个是机体的免疫功能下降。免疫防御系统功能下降有三大原因：第一是饮食，吃了不该吃的东西；第二是神经内分泌的影响，在人体的生长过程当中会出现激素代谢的变化，特别值得注意的是雄性激素和雌性激素的比例变化；第三是心理上的影响。这三个原因都可以造成免疫功能的下降。健康人不要对肝癌过分地担心，因为人体有自身免疫防御系统。免疫系统是非常严密的，它可以自动地识别癌细胞，然后对它进行攻击、消灭、清除，保持正常的免疫功能，癌症是不容易发生的。

如果有人患有病毒性肝炎，如乙型肝炎或丙型肝炎，如果这时候免疫功能下降，两者共同作用就很可能发展为肝癌。

* 乙型肝炎病毒是造成肝癌的直接元凶

刘先生去年体检的时候被查出患有乙型肝炎。当他上网搜索乙型肝炎资料的时候，赫然发现一条信息：乙型肝炎患者有可能最后发展为肝癌。看到这一信息，刘先生惶惶不可终日，生怕自己的乙型肝炎一不小心就发展成肝癌。

专家提示

肝癌发生的主要原因是病毒性肝炎，中国人主要是乙型肝炎，还有一部分人是丙型肝炎。乙型肝炎是造成肝癌的重要原因，在中国90%的肝癌都是乙型肝炎导致的。多数肝癌都是由病毒性肝炎导致的。乙型肝炎病毒的噬肝性非常强，它进入体内就主动到肝细胞内寄生。人体的免疫功能逐渐地成熟，会攻击肝炎病毒，这个时候免疫功能可以进行识别，对带有肝炎病毒的肝细胞进行攻击以消灭病毒。但是一般机体的免疫功能不足以彻底消灭肝炎病毒，并且肝炎病毒本身也可以分泌一种蛋白，它可以直接破坏肝的蛋白代谢，诱导肝脏出现癌变。

* 乙型肝炎病毒有三种传播途径

刘先生去年被查出患有乙型肝炎，休养一段时间后回到单位，同事们知道后都不敢和他说话，每个人见他都是敬而远之。在家里，自己用过的毛巾、喝水杯，甚至是卫生纸都要被家人隔离起来，这样的生活真是让刘先生苦不堪言，痛不欲生。

专家提示

肝炎病毒，特别是乙型肝炎病毒的主要传播途径是血液传播。在极少数的情况下它也可以通过黏膜进行传播，如患者口腔溃疡或者不当的性行为也会传播乙型肝炎病毒。乙型肝炎是一种经过血液传播的传染性疾病，最常见就是母婴传播。在怀孕期间病毒可以通过胎盘、口腔、消化道、产道或者破损的黏膜等途径进入胎儿的体内。我国采取一系列的免疫和防御计划，特别是注射乙型肝炎疫苗，使乙型肝炎的发病率已经大幅度下降了。在过去 10 年中，我国乙型肝炎患者占到总人口的 1/10，但是现在已经大幅度下降。以北京为例，北京每年的乙型肝炎发病率只在 3.7%。

乙型肝炎病毒主要通过血液、母婴和性行为传播。唾液是不会传播的，预防乙型肝炎最有效的方法就是注射乙型肝炎疫苗。为避免肝癌的发生，远离乙型肝炎至关重要。

第四十三章

保护肝脏别 "变质"

讲解人：李宁
首都医科大学附属北京佑安医院院长、肝胆外科主任医师

* 如何不给肝脏增负担？

* 脂肪肝患者该如何饮食？

* 为什么肝炎高发人群主要是男性？

　　肝脏是人体当中重要的生化免疫工厂，它是一个冲在第一线的代谢器官，而且肝脏的负担非常大。肝脏还是人体器官当中最沉默的器官，它承担着人体内的1000多种工作，但是肝脏本身是没有疼痛神经的，所以肝脏总是在默默无闻地工作着，那怎样才能保护好这个默默无闻的"劳动者"呢？首都医科大学附属北京佑安医院院长、肝胆外科主任医师李宁告诉您。

* 如何不给肝脏增负担

　　小张特别热衷养生，为了养护好自己的肝脏，她几乎天天上网查询保肝养肝的方法，看到现在流行的夏季保肝方法中说，腌制过的食物也是一大禁忌、要多吃一些维生素的信息以后，小张马上就买了很多保养品，不是维生素C就是维生素B，连榨菜都不碰了。她的这种做法到底有没有用呢？

专家提示

　　补充的营养成分种类和比例是比较重要的，如补充

的是哪种维生素C、维生素B，提倡吃植物性的，少吃一些化学合成的。菠菜是一种富含维生素C的蔬菜，人体不能产生维生素C，需要靠食物来补充。在50年前，100克菠菜含有150毫克维生素C；现在，同样一块地里种出的菠菜仅含有13毫克维生素C。

大量使用化肥、催生剂种出来的食物营养含量已经大幅度下降。从表面来看西红柿还是挺红的，黄瓜还是顶花带刺的，但是它们的营养含量已经大幅度下降了。虽然每天的量、种类吃够了，但实际上营养成分已经明显不足，因而可能不足以维持正常的免疫功能。

不良的生活习惯，如吸烟、喝酒增加了肝脏解毒功能的负担，而肝脏的正常代谢受到影响，蛋白质在合成的过程中就会发生改变。肝脏的调控功能受到影响，就会造成肝脏的免疫功能下降，导致肝癌或者是其他疾病的发生。

保护肝脏，生活中除了正常饮食外，还要补充一些维生素，避免吃腌制的、发霉的、被细菌或病毒污染的食品，戒烟限酒、保持良好的生活习惯也对保护肝脏有好处。

* 脂肪肝患者该如何饮食

刘先生去年被检查出患有脂肪肝，所以从那时候起，他就一门心思地控制自己的饮食。他从网上了解到吃高盐和高脂肪的东西对肝脏不好，就减少自己摄入的盐量，而且只吃瘦肉，不沾肥肉。那么刘先生的做法到底对不对呢？

专家提示

正常的饮食过程中，如果有脂肪肝，要减少脂肪的摄入量。从人体代谢的角度来讲，也不能一点脂肪都不摄入，否则就会缺少必需的脂肪酸。当出现必需的脂肪酸缺少的情况时，不吃脂肪反而容易得脂肪肝。因为必需的脂肪酸对肝脏的脂肪代谢以及利胆功能是有促进作用的。

八九十岁的老年人如果完全禁止吃油腻的食物，禁食脂肪，身体会感到不舒服、头脑不清醒，甚至大便秘结。少量地吃一点脂肪，反而会对身体有益，脂肪并不是一个坏东西，只是需要掌握它的量。

* 男性肝炎高发

男性是肝炎高发的群体，肝炎的发作期、活动期往往是在青壮年，演变成肝癌一般是在中老年以后。因为人体机体内分泌变化会有一个波动，在婴儿期免疫系统不发达时，激素代谢不完整。随着年龄的增加，性激素的水平增加，人体的免疫功能逐渐旺盛、活跃。20 岁以后人体免疫功能就处于一种平和期，不再进一步增高了，到了 40 岁以后就逐渐下降。肝炎的发生以及肝癌的发生，是和人的性激素，特别是雄性激素有着密切的关系。

* 运动有益于保肝

运动是一个最好的调节心理状态和神经内分泌系统功能的措施，运动可以促进血液循环，加快人体的各种代谢功能，调理各个脏器之间的关系。运动可以排毒，可以改善人体所有组织器官的功能状态，因此运动成为人体排忧解难、调节心理和神经内分泌的调理素。

如果体内缺乏必需的脂肪酸，容易引发脂肪肝。建议一星期吃一次肥肉，每次一二两，不仅补充了必需的脂肪酸，还会使老年人头脑清楚、大便通畅。

第四十四章

甩掉"肝"疾病

讲解人：成军
首都医科大学附属北京地坛医院副院长、肝病中心主任、主
任医师，传染病研究所所长

* 哪些生活习惯有可能导致脂肪肝？
* 脂肪肝究竟有哪些典型症状？
* 怎样饮食才能挽救不堪重负的肝脏？

　　当肝细胞内脂肪堆积过多时就会形成脂肪肝。脂肪肝是一个容易被大家忽视的疾病，那么脂肪肝对人的伤害到底有多大？是不是胖人更容易患脂肪肝？在日常生活当中该怎样做才能保护我们的肝脏，最终远离肝脏疾病呢？首都医科大学附属北京地坛医院副院长、肝病中心主任、主任医师，传染病研究所所长成军告诉您。

＊饮酒是导致脂肪肝的主要原因之一

　　50岁的赵先生已经有30年的喝酒历史了，从少量饮酒发展为酒精依赖，他都没有意识到酒精对他身体的危害。直到一次体检他发现自己已经患上中度酒精性脂肪肝，如梦初醒的他马上开始戒酒，一年半以后当他再次复查时医生已经看不到脂肪肝的踪影了。

专家提示

　　酒精摄入过多会引起肝脏损伤，脂肪肝是其中的表现之一。肝脏有代谢物质的功能，如果代谢出了问题，

肝脏就会出现大问题。代谢的问题分两个方面，一方面是原料太多了，另一方面就是"机器"出了问题。如果"机器"的功能出了问题，会产生一个严重的后果，吃得多、消耗得少，最后全都聚集在肝脏里，有的是属于肝脏受到病毒、酒精、药物或其他因素的损伤，这个"机器"不能够有效地工作了，代谢不出去的物质留在肝脏里面，就会转化成脂肪，当脂肪在肝脏聚积到一定程度的时候就形成了脂肪肝。这就是脂肪肝形成的非常重要的原因和机制。

有的人因为肥胖有脂肪肝，但是看上去很苗条的人，经过检查也可能有脂肪肝。脂肪肝不仅是脂肪量的问题，还是代谢紊乱的问题，绝大部分的脂肪肝没有特殊的症状。脂肪肝严重时会觉得肝脏部位不舒服，有胀、闷的感觉，但是不会有其他的不适感。

脂肪肝在医学界还有一个别称，叫作"亮肝"，脂肪肝的脂肪沉积部位不是肝脏的周围，而是在肝细胞细胞浆里。脂肪肝早期是可逆的，可以把脂肪肝的发病过程比喻成一把扇子，扇子可以收起来也可以放开。脂肪肝并不是独立存在的，它是代谢综合征的一部分。如果有脂肪肝的患者没有经过很好的控制会发展成肝硬化、肝衰竭甚至是肝癌。

脂肪肝的治疗应注意以下问题：第一，针对病因进行治疗；第二，控制饮食；第三，加强运动；第四，辅助治疗。可逆转的脂肪肝只针对早期、轻中度脂肪肝。长期重度脂肪肝会发展成肝硬化、肝衰竭甚至肝癌。所以甩掉脂肪肝宜早不宜迟。

* 母婴传播是乙型肝炎传播的途径之一

王女士最近刚刚生下一个健康的小宝宝，可是伴随着这个好消息的同时，婆婆一家人知道了她是一名乙型肝炎患者的事实，强烈要求儿子和她理论，因为他们担心王女士会将乙型肝炎病毒传染给家人，尤其是刚出生的孩子。

专家提示

在医院诊治的过程中一些患者会有疑惑，觉得乙型肝炎是遗传的，原因是家里的兄弟姐妹几个都有，从医学角度来说这不是遗传。如果是遗传的话，一定是通过生殖细胞，像精子、卵子、受精卵，经过这条途径传播的疾病才叫遗传。而乙型肝炎病毒的感染过程应该描绘为妈妈传染给自己的孩子，而不是性细胞的传播，这种传播的途径叫母婴传播。母婴传播又分成两种情况，一种情况就是母亲携带病毒，怀孕期间乙型肝炎病毒通过血液透过胎盘，进入到未发育完全的婴儿身体里面。这就是宫内传播，胎儿在子宫时就被传染上了。另一种情况是在生产阶段，脐带要剪断，这个时候是血液污染的一个过程，如果没有处理好，病毒会进入到婴儿的体内。无论是宫内传播还是生产过程产期的传播，都叫作母婴传播。

乙型肝炎病毒通过血液的感染是一个很重要的途径。另外，共用牙刷等，涉及会出血的非医疗操作也都是重要的感染源。

* 把乙型肝炎病毒扼杀在摇篮里

如果携带乙型肝炎病毒的话该怎么办？对成年人来说，事先经过乙型肝炎疫苗的免疫预防注射，采用"016"的策略：0就是出生后24小时之内，1是一个月的时候，6是6个月的时候，三针乙型肝炎疫苗注射以后，产生了抗体，抗体的水平达到一定高度的时候，它就具有免疫保护作用。对于表面抗原阳性的母亲，孩子出生24小时之内，注射疫苗越及时越好，一个胳膊上打乙型肝炎疫苗，另一个胳膊上打乙型肝炎免疫球蛋白，也就是抗体。

只要拥有健康的生活方式，避免母婴传播、血液传播以及性传播，乙型肝炎病毒携带者就不会威胁到我们的生活。

采取这样联合阻断的方式,成功的比例可以达到95%,这是一个很高的比例。从1992年开始,中国对新生儿的免疫预防,特别是对表面抗原阳性孕产妇实行联合免疫阻断乙型肝炎病毒,使感染者减少2000万~3000万。

* 调整饮食保肝脏

乙型肝炎有很多办法进行抗病毒治疗,减缓疾病的进展。另外,从生活方面,一定要戒除一些不良的生活习惯。乙型肝炎患者,如果饮酒,特别是大量饮酒的话,对肝脏的损害是很厉害的,会导致疾病的进展,加速向肝硬化、肝癌方向发展。

有肝脏疾病的患者对饮食要进行控制,要吃一些容易消化吸收的食物。对于晚期肝脏疾病的患者,如肝硬化患者来说,饮食控制要严格一些,有部分肝硬化患者,有食道静脉曲张,尽量避免吃特别硬的、带刺的或者带骨头的食物。这样的食物吃进去以后,容易把食道的血管划破,造成消化道出血。另外,肝硬化患者容易发生低蛋白血症,症状是血清里面的白蛋白水平会下降,这个时候要从饮食进行调整,补充一些含蛋白质比较丰富的食物,如蛋类、牛奶、豆制品、鱼、瘦肉等。

肝病患者应多吃容易消化的、富含蛋白质的食物,如鸡蛋、牛奶、豆制品。避免质地坚硬、有骨头、有刺的食物。

第四十五章

教您如何看肝病

讲解人：魏来

北京大学人民医院肝病科主任、主任医师，北京大学肝病研究所所长

* 为何肝区会出现疼痛？

* 如何看肝病？

* 吓人的弥漫性病变，该如何正确解读？

患者怎么对医生描述病情最有效？医生告诉患者的哪些话又是含金量最高的？拿到化验单时，您是否也曾为上面的结果而惊慌不已？最容易出现的肝脏问题，究竟什么情况下需要治疗？北京大学人民医院肝病科主任、主任医师，北京大学肝病研究所所长魏来，将为您一一解答。

* 为何肝区会出现疼痛

肝脏本身没有神经，但肝脏表面有一层膜，膜的表面有神经，所以肝脏的反应比较迟钝，肝脏肿大到一定程度，它撑起膜来才会有感觉。因此在疾病早期的时候可能不一定是痛，撑起来以后它感到胀，再大一点才会感到痛。

肝脏是身体里面的化工厂，肝脏产生的化学物质少了，如消化不好、腹胀可以去医院检查肝脏；或者说身体里面有毒的物质化工厂不能代谢，这个时候也可以出

身体某些部位出现不舒服的感觉，可以先挂普通号排查患病部位，做一些相应检查，然后再找专家查看。

现肝脏功能丧失和肝脏功能受到影响的表现。出现转氨酶升高、黄疸指数升高，这也可以去看医生。

* 如何看肝病

一般看病时，医生希望患者表述清楚。如哪儿不舒服、什么时候病变得重一些、什么时候病变得轻一些等。医生会通过患者描述的症状的轻重判断是不是肝病，或者与肝病的关系。问完这些以后做检查，根据患者描述的位置和感觉检查一下肝脏有没有增大，是肝脏不舒服，还是紧挨肝脏的胆囊不舒服。

在问诊过程中最主要的是两点：第一，哪里不舒服。第二，这种不适有多长时间了。记住这两点能为医生的诊断提供重要参考。

* 哪种肝炎治疗效果好

急性肝炎好了后只有不到 1% 的人会发生肝衰竭，即便是肝衰竭，只要治疗好了就好了。而慢性肝炎有一部分会发展到肝硬化，如果发展到肝硬化，治疗就已经偏晚了。乙型肝炎现在也有很好的控制手段，可以让乙型肝炎发展得很慢。现在的医疗手段可以治愈 50% ～ 70% 的丙肝患者。

* 判定肝炎的六项检查

为健康护航的六项检查：第一类就是生化检查。第二类是血常规检查。第三类是影像学检查。第四类是肝脏弹性的测定。第五类是肿瘤的指标。第六类是病毒标志物。

* 陌生的血生化指标　涵盖了哪些您熟悉的问题

老百姓最关注的指标包括转氨酶、转肽酶、碱性磷日常生活中的病毒、药物还有酒精都可以导致肝脏细胞的损害，而损害后的结果就是转氨酶升高。除了这些常见原因之外，据说劳累也会影响肝脏健康。

酸酶、白蛋白、球蛋白、脂类，特别是胆固醇、甘油三酯和胆红素。转氨酶是肝脏细胞里面的酶，本身转氨酶并不代表什么病，但是当肝脏细胞破了的时候，转氨酶就会走到血液中去，这时医生会根据血液中转氨酶增高，反过来推测肝脏细胞破了。因为只要肝脏细胞破一点转氨酶都会升高，所以这是医生判断肝脏损伤的一个敏感的指标。

* 血常规检查能暴露出身体的哪些问题

血常规并不能代表全部，也不能反映肝脏是否正常。实际上对于肝脏疾病来讲，血常规中的血小板对于慢性肝病，特别是肝硬化患者有意义。医生还要看血生化的变化情况。

另外，血常规里面，红细胞低和贫血、失血有关；白细胞内的中性粒细胞升高提示有炎症；嗜酸性细胞变化跟是否过敏有关；淋巴细胞的变化提示是否有病毒感染。

* 正确解读弥漫性病变

如果您做完B超看到弥漫性肝病这样的字眼不要过于担心，因为这并不代表您的病情是轻是重，只是说明您的肝脏每个细胞都受到了影响。肝脏弥漫性病变主要包括肝脏炎症、脂肪肝、酒精性肝病、自身免疫性肝炎。

肝脏弥漫性病变是指肝脏组织病变在影像学检查的一种表现，这是病毒长期复制对肝脏细胞进行的破坏。如果弥漫只是在肝脏里弥漫，并不是弥漫到全身去，它帮助医生判断这个病是全部肝脏细胞都会被影响到，还是仅仅影响某个部位。因此换句话说，弥漫性病变不一定表示好和不好，局部性病变也不一定表示好和不好。如脂肪肝是最常见的，当脂肪肝每个细胞里面的脂肪都变多的时候叫弥漫性病变。如果脂肪肝里面仅仅是脂肪多了，还没有引起脂肪性炎症的时候，它就只是脂肪肝，可以通过锻炼、控制饮食调整好，所以它不是一个很重的病。如果是肝硬化，它是每个细胞都受到影响的，也是弥漫性病变。

*肝脏弹性测定

做肝脏弹性测定的目的是什么呢？就是看肝脏是否有纤维化发展。如果有一些轻微的纤维化没关系，之所以叫纤维化，就是化过来化过去，也可能昨天有一点纤维，今天又化回来了，就没了，但是不停地往纤维化方向发展，化不回来就不好了。

当肝脏纤维越来越多时，就会变成肝硬化。医生希望患者不要发生肝硬化，所以想在没有发生肝硬化之前，当它已经开始纤维化发展的时候，能够让它停下来。可是怎么知道患者纤维化越来越严重？以前最常用的办法就是做肝穿刺，就是将一根针插到肝脏里面去，当医生插进去的时候，针的中间就会有肝脏组织，当把它拔出来后，把针的空心位置的肝组织放到显微镜下去看。这种方法因为是有创的，还要把针插到肝脏里面去，患者比较担心、害怕。如果用肝脏弹性测定，医生就可以知道肝脏的纤维化是不是越来越严重，治疗好了医生也可以用它来测，看它是不是又变回来了，变得更轻了，这个方法可以减少一部分肝穿刺。

肝穿刺不能完全被替代，因为做肝穿刺，在显微镜下不仅可以看到纤维的增多和纤维的减少，同时还可以看到肝脏细胞长什么样，肝脏里面的细胞之间有没有排列的变化。除了肝脏细胞，胆道系统有没有变化。所以这个时候要看到肝脏的组织结构和细胞的变化，还需要做肝穿刺。因为不同的病，肝脏细胞的形态、胆管的变化和肝脏细胞的排列都有不同的表现。可以帮助医生用

肝脏纤维化越来越严重而且没有逆转的迹象，表示很可能会发展成肝硬化，要想知道患者纤维化是否加重最常用的方法就是肝穿刺，将取出的组织放在显微镜下观察结构或者排列的变化，为治疗提供重要的依据。

来诊断不同的疾病。

* 什么是肝囊肿

肝囊肿是一种遗传性的疾病。遗传性的疾病是指基因里携带的，在一些器官中出现囊肿，如肝脏或肾脏囊肿。所以，有的时候做肝囊肿检查时也会发现肾脏有囊肿，随着年龄的增大，囊肿会越来越多，越来越大。如一位患者超声检查结果写的是单个囊肿，也可能过两三年会变成多个。

3厘米以下的肝囊肿一般不需要治疗，长到3～5厘米时，医生会考虑肝囊肿是否已经影响到肝脏的功能，如果肝功能没有受到影响可以进行观察，一年后再复查。但是，针对5厘米以上的肝囊肿，医生就会考虑进行手术治疗了。

* 肝脏钙化点

肝脏钙化点出现的原因是肝脏里某些胆固醇的结晶，或者是原来存在过的结石或者是寄生虫已经被杀死后留下的。为什么随着年龄增大钙化点会增多呢？因为随着年龄的增大，出现结石和寄生虫感染的机会就会增多。但是不管怎么样，肝脏的钙化点可以不管。如果不放心，可以一年以后再复查，只要明确是肝脏钙化点就不需要治疗，因为它既不会恶变，也不会引起肝脏功能的改变。

* 肝血管瘤

肝血管瘤就好比海绵里有水，但是把海绵放在实质的物质里面就不容易被碰到。如果血管瘤在表面，特别是在

肝囊肿属于遗传性疾病，会随着年龄增长而出现，并且可能会越长越多。因为肝囊肿不会恶变，所以，发现3厘米以下肝囊肿一般不需要治疗，长到3～5厘米时，医生会考虑肝囊肿是否已经影响到患者的肝脏功能，如果功能没受到影响可以进行观察，一年后再复查。不过针对5厘米以上的肝囊肿医生就会考虑手术了。

肝脏出现钙化点的原因，一是肝脏内某些胆固醇的结晶，二是结石或者寄生虫被杀死后留下的。明确诊断为钙化点是不需要治疗的，因为它既不会恶变也不会影响肝脏功能。

没有肋骨保护的、增大的肝脏的表面时要注意，因为肝脏是在肋骨里面的，所以肋骨本身也对肝脏形成保护。

发现血管瘤的话需不需要处理？一般不处理。当它增大了以后肝脏被撑起来患者会觉得不舒服。以前这种情况下医生会建议做手术把血管瘤切除，消除这种不舒服感。但是有些患者在手术完了以后，由于手术的疤痕和手术的粘连也会觉得不舒服。因此，如今对血管瘤一般不做处理，不给它特别的治疗方式。现在还没有治疗肝血管瘤的药物。

* 肝肿瘤

肝癌的恶性程度比较高，发病率也比较高。各部位癌症在全球范围内统计，不论是男性还是女性，肝癌发病率都排在前三位。

原发性肝癌，就是肝脏细胞恶化以后自己长起来的肝癌细胞。如果是从别的器官来的，叫转移性肝癌。当人躺平了以后肝脏血流会增加，说明肝脏的血流是很丰富的，因为所有的腹腔中血管回流都会经过肝脏。当腹腔中的胃、肠、结肠有肿瘤的时候，肿瘤细胞也会随着血流经过肝脏。当细胞在肝脏停下来的时候，就在肝脏变成了肿瘤，叫转移性肿瘤。

* 肝岛

肝岛是肝脏整体在影像下呈现出的一种状态，是局部区域的密度与周围不一样，就像岛一样，周围都是水而中间是土地。肝岛不是病，只是某个状况变化的过程。例如，一个人有脂肪肝，肝脏周围变得轻，但中间变得特别重，这时候就形成肝岛；或者脂肪肝使肝脏周围变

肝血管瘤是良性的血管病变，一般情况不破就不需要处理。假如增大到一定程度要手术切除的话，术后疤痕也会使患者觉得不舒服，所以目前发现肝血管瘤都是以观察为主。

得重，局部脂肪化比较轻，看上去也像个岛；还有一种情况是脂肪肝在逐渐变好的过程中，脂肪从肝脏里消失时，有些地方速度快、有些地方速度慢，这样也会形成肝岛。

第四十六章

养肝护肝莫伤肝

讲解人：魏来

北京大学人民医院肝病科主任、主任医师，北京大学肝病研究所所长

* 肥胖与脂肪肝有关系吗？

* 瘦人为何也得脂肪肝？

* 乙型肝炎疫苗是固定时间打吗？

究竟哪些因素会让您患上脂肪肝？什么东西最易伤肝？甲、乙、丙、丁、戊五种肝病背后究竟隐藏着哪些我们不知道的知识？北京大学人民医院肝病科主任、主任医师，北京大学肝病研究所所长魏来，教您如何甩掉脂肪肝。

* 肥胖与脂肪肝的关系

当吃进的食物在胃、肠吸收以后就会经过肝脏，如果肝脏堆积的脂肪超过 5% 就叫脂肪肝。脂肪肝形成的原因有很多种，其中最主要的原因就是脂肪在肝脏的存积。肝脏里的脂肪会和其他蛋白质、维生素、糖一起作用于人体的活动，活动减少的时候，就会沉积过多的脂肪在肝脏中，所以脂肪肝和肥胖有很大的关系。实际上52% ～ 80% 的肥胖者或多或少患有脂肪肝，而在脂肪肝患者中，肥胖的发生率高达 62% ～ 100%，这种肥胖被称为向心性肥胖，又叫作中心型肥胖。

*瘦人为何也得脂肪肝

喝酒太多，干扰肝脏的脂肪代谢，使脂肪代谢不能发挥正常作用，这个时候脂肪存积在肝脏上就会造成酒精性的脂肪肝，这也是导致脂肪肝的第二个常见原因。实际上饮酒和酒精性脂肪肝是有很大关系的，喝酒的量越大，发生脂肪肝的概率越大。每天喝酒不到 20 克，脂肪肝发生率只有 3.52%，如果喝酒太多了，每天超过 50 克，就有 20% 左右的概率会发生脂肪肝。

酒精性脂肪肝与每天喝酒的量以及喝酒的年头长短有密切关系。

*最能喝酒的三种人　其实是误区

常常听说一句话，有几种人是能喝酒的：一种是红脸蛋的，一种是扎小辫的，还一种是吃药片的。实际上这三种人都是不能喝酒的，因为酒精之所以引起肝脏损伤是因为酒精进入身体以后会代谢，代谢完以后它的代谢产物进一步代谢，不断分解，大的变小的、小的变更小的，然后就排出体外了，而酒精如果不能分解就会留在体内，留在体内会引起肝脏的损伤，而脸红的人正好是中间的那个环节，缺了最后一个环节，这个时候就会造成血管扩张，脸就红了；扎小辫是指女性，因为其身体里面代谢酒精的酶比男性更少，对酒精抵抗性没有男的强；吃药片的也不行，因为吃了药片以后肝脏既要代谢药物又要代谢酒精，会增加肝脏负担。

老百姓常说的三种能喝酒的人：红脸蛋的、扎小辫的、吃药片的，其实都是最不能喝酒的，因为这三种人代谢酒的能力是有问题的。

*治疗脂肪肝　运动很重要

在脂肪肝的治疗中，运动的作用很大，如果在半年之内能够把体重减少 5%～10%，每个月减少 1～2 千克，慢慢就会把脂肪消除掉。有一句话叫作管住嘴、迈开腿，这是脂肪肝治疗的最好办法。减肥速度也不能太快，因为让肝脏的脂肪到血管中，然后从血管中到身体所需要的器官，这是一个必需的过程。而过度地从肝脏中把脂肪拿出来，对肝脏是有害的，这需要一个主动的、慢慢的过程。因此减肥过快的时候，每个月如果超过5千克了，实际上对肝脏是有害的，会加重肝脏的负担，甚至有可能诱发肝脏的纤维化。

运动和控制饮食是治疗早期脂肪肝最有效的方法。

* 容易引起肝脏损害的药物

药物引起肝脏损害是比较普遍的现象。现在的药物中大概有1100种都具有潜在的肝脏毒性，潜在的肝脏毒性是说不同的人对药物敏感性不一样，也可能有些人会相对敏感些，容易出现药物性肝脏损伤，而有些人不太容易出现肝脏损伤。另外，还有些人是由于基因的关系。当然了，也有些药物是有明确的引起肝脏损伤的副作用的，有600多种。实际上在所有药物副作用中有6%都是药物性的肝脏损伤。

* 盘点伤肝的西药

抗生素，如红霉素、螺旋霉素、磺胺类药物都会引起肝脏损伤，特别是磺胺类药物，它对不同人的损伤是不一样的，有些人可能出现损伤，有些人则不会出现。如果咳嗽没治好引起发热，发热以后吃解热镇痛药，如扑热息痛、消炎痛等药，也会引起肝脏损伤。

西药中抗生素和解热镇痛药、降脂药、抗肿瘤药以及抗精神病、抗抑郁、抗癫痫、抗甲亢药物容易损伤肝脏，自己不要擅自服用。

* 盘点伤肝的中药

伤肝的中药有几种：一是治风湿病的药物，如雷公藤、昆明山海棠、苍耳子。二是中成药，如壮骨关节丸。三是治皮肤病的药物，如治银屑病的克银丸、消银片、消银1号汤剂、复方青黛丸；治白癜风的药物，如白癜风胶囊、白蚀丸、白复康。四是杀虫的药物，如千里光、川楝子、贯众、藤黄、雷公藤、小柴胡汤、大柴胡汤、逍遥丸等。

* 肝脏问题早发现

第一，肝脏的转氨酶或者黄疸指数是不是高了。当药物造成肝脏损伤的时候，就会引起转氨酶和黄疸指数的升高，这个时候医生会发现，它是药物引起的肝脏损伤。第二，如果在吃药过程中表现出小便变黄、颜色加深，甚至出现眼黄、脸黄的症状，这个时候要及时到医院检查，看是否和药物有关系，特别是长期吃一种药物的话，更要注意这种情况。

* 不打乙型肝炎疫苗为何也会有抗体

健康人感染乙型肝炎病毒时，如果自身免疫功能好会产生抗体，不过抗体在体内维持的时间是因人而异的，预防乙型肝炎最有效的方法就是注射乙型肝炎疫苗。打疫苗并没有时间规定，只要身体里有抗体就可以不打，而有没有抗体是有规定数值的，这个需要到医院检查。

* 五种肝炎危害各不同

肝炎有甲、乙、丙、丁、戊五种。甲型肝炎和戊型肝炎对人体的伤害相对比较小，这是因为甲型肝炎和戊型肝炎的传播方式都是病从口入。饮食不卫生，病毒从

如果想知道药物是否损伤了肝脏，自己可以观察服药后小便的颜色是否加深。另外，为了确认可以到医院检查转氨酶或者黄疸指数是否升高。

口进入肝脏，就可能引起严重的肝脏疾病。甲型肝炎和戊型肝炎都是可以自愈的病，甲型肝炎很少演变成慢性肝炎，所以几乎没有肝硬化和肝癌发生。但是临床上更多的病例是乙型肝炎和丙型肝炎，甚至还有丁型肝炎。丁型肝炎病毒是一种很奇怪的病毒，它没有外壳，就像一个人没有皮，人没有皮是活不了的，病毒没有外壳也活不了，所以丁型肝炎病毒就借用了乙型肝炎病毒的外壳。看一个患者有没有丁型肝炎，首先就要看他有没有乙型肝炎，没有乙型肝炎就没有丁型肝炎，因此临床更多关注的是乙型肝炎和丙型肝炎。

第四十七章

不容小视的脂肪肝

讲解人：刘玉兰

北京大学人民医院副院长、消化科主任、主任医师

* 如何预防脂肪肝？
* 脂肪肝、高脂血症、糖尿病是如何相互作用的？
* 脂肪肝治疗的主要原则是什么？

　　肥胖的人中 50% 都有脂肪肝，他们中有 10%～15% 的患者最后会向肝硬化发展。脂肪肝与饮食和运动有着密切的关联，到底该怎样预防呢？对于脂肪肝患者来说，又该采取哪些方法控制脂肪肝的发展呢？北京大学人民医院副院长、消化科主任、主任医师刘玉兰为您讲解。

* 脂肪肝的患病概况

　　世界上到底有多少人患脂肪肝？国外人群的患病率达到 20%，50% 肥胖的人群都有脂肪肝。在中国有一些调查的结果显示，脂肪肝的患病比例达到了 10%～15% 乃至 20%。随着生活水平的提高，人的体型越胖患病率就越高，尤其在白领阶层等不运动人群中患病率更高。现在肥胖的儿童也特别多，很多小孩都患上了脂肪肝。脂肪肝患病原因主要和机体的代谢有直接的关系。

　　正常的肝脏比较红润而且不是特别的饱满。如果肝脏做显微切片，有一个大泡、一个小泡的变化，就叫脂肪变性，这是脂肪肝微观的变化，脂肪变性的肝脏从表

面来看是非常肥厚并呈黄色的。如果脂肪变性达到了整个肝脏组织的 30%，就称为脂肪肝，如果脂肪肝进一步发展就会导致肝硬化。

* 脂肪肝及肝硬化的症状

王先生很爱喝酒，总是和朋友大吃大喝，但今年三四月开始他的身体出现不适。首先是疲惫，总是感觉身上没什么劲儿，后来他发现牙龈出血，每天早晨起来的时候，枕巾上都是血，再后来慢慢发展为无缘无故地流鼻血。去医院检查，被诊断为肝硬化。

专家提示

脂肪肝初期症状并不明显，有的脂肪肝患者可能会觉得身体乏力和右上腹不适。王先生的症状是流鼻血，这已经不是脂肪肝的表现，而是发展到肝硬化了。因为肝硬化患者的凝血机制不好，血小板减少，导致患者流鼻血或者刷牙的时候牙龈出血，发展到这一阶段，已经错过了最佳的治疗时期。

脂肪肝的初期可能并没有明显的症状，只是乏力、右上腹不适。发展到肝硬化后，就会出现出血症。

* 脂肪肝会发展成肝硬化

脂肪肝患者中有 10% ～ 15% 会向肝硬化发展，有的患者甚至做了肝移植。脂肪肝分几个阶段：单纯脂肪肝阶段、脂肪性肝炎阶段、肝纤维化阶段、肝硬化阶段。肝硬化阶段的前一阶段是肝纤维化阶段，如果在这个阶段及时地干预，患者预后可能好一点。第二阶段是脂肪性肝炎，在体检的时候 B 超显示有脂肪肝，可能是轻度、中度和重度，再查肝功能，如果这时候发现转氨酶高，那就到了脂肪性肝炎的阶段。有些人 B 超查出脂肪肝，

脂肪肝分为四个发展阶段。单纯脂肪肝阶段并不可怕，但是前期的诊断和控制非常重要。如果在前期不加以重视，脂肪肝可能就会向肝硬化发展，尤其是经常饮酒、生活不规律、劳累、易生气的患者，更容易转化为肝硬化。

但是查转氨酶是正常的，这是第一步，即单纯性脂肪肝的阶段。所以一定不要只做一个 B 超检查，同时查转氨酶很重要。如果转氨酶高了，就可能得了脂肪性肝炎。

* 脂肪肝是吃出来的富贵病

脂肪肝被称为吃出来的病，它分两种情况，一种主要是喝酒引起的，叫酒精性脂肪肝；另一种是有一部分不喝酒的人也有脂肪肝，叫非酒精性脂肪肝。非酒精性脂肪肝主要是由于膳食不平衡，可能过多地摄入高脂肪、高糖的食物导致的。

肝脏是人体最大的代谢器官，具有消化的功能，吃进去的食物都要通过肝脏来代谢。当摄入过多的食物，能量过剩，整个细胞的呼吸和代谢能力就下降了，这种下降导致出现两种转归。第一种，基础代谢异常，出现血糖和血脂的紊乱。有人血糖升高，出现糖尿病。有人出现高脂血症，多出来的血脂沉积在心血管会导致冠心病、心肌梗死、心绞痛等，或者堵塞脑血管出现脑血栓，如果再伴有血压高就会出现脑出血。第二种，对脂类的消化吸收不好，大量的脂肪就会在肝脏中堆积，引起肝损害，导致脂肪肝。

肝脏承担着代谢人体中的糖、脂类物质和蛋白质的作用。如果摄入过多的糖和脂类物质，可能会造成高脂血症、糖尿病、脂肪肝及一些由它们继发的疾病。

* 高脂血症、糖尿病、脂肪肝相互作用

高脂血症、糖尿病、脂肪肝，这三种病一般是相互关联的，叫作代谢综合征。一般患者有其一就有可能伴有其二甚至其三。所以有高脂血症或糖尿病的患者，至少50%的人会出现脂肪肝。如果先患上脂肪肝，若干年以后也可能会出现高脂血症或糖尿病。所以有人说脂肪肝像一面镜子，它常提示肝脏对糖、脂肪代谢的紊乱，

一定要重视。脂肪肝一般不是独立存在的，它会引发高脂血症、糖尿病，这几种因素相互作用，又可能会形成恶性循环。

* 预防脂肪肝

预防脂肪肝要合理膳食、控制体重、适量运动、慎用药物。其中，最重要的两点是合理膳食和适量运动。不能因为怕得脂肪肝什么都不吃，走极端，而是尽量不吃脂肪特别高的食物，要吃低脂肪、低糖的食物。还要重视运动，光吃不运动肯定不行，要把吃进去的东西尤其是脂肪尽量消耗掉。

* 治疗脂肪肝

治疗脂肪肝的原则：第一是去除或控制病因，第二是合理饮食，第三是适量运动，第四是针对脂肪肝的药物治疗要因人而异。

1. 脂肪肝的治疗首先是去除或控制病因

前述案例中，王先生是因为喝酒导致脂肪肝的，属于酒精性脂肪肝。另一种非酒精性脂肪肝则是由肥胖、糖尿病、高血脂导致的。糖尿病患者伴有脂肪肝，如果不控制血糖很难控制脂肪肝，所以先控制好血糖。

2. 脂肪肝的治疗还需要合理的饮食和运动

治疗脂肪肝的第二个原则是合理饮食。日常生活中对脂肪肝患者有益的食品是鱼、豆腐、青菜、香菇、木耳、海带、山楂等。忌食食品是动物内脏、果仁、虾、鱿鱼、奶油蛋糕、油炸食品、过甜水果等。

治疗脂肪肝的第三个原则是运动，可以用"三五七"来概括。"三"代表每次运动的时间尽量达到 30 分钟或

去除或者控制病因，是指患者的脂肪肝是由什么原因引起的，必须找到这个原因，然后控制或者除掉这个病因。例如，喝酒引起的脂肪肝应该控制饮酒或者戒酒，其他疾病引起的脂肪肝要控制好其他疾病。

脂肪肝患者要尽量选择有益于脂肪肝治疗的食物。在运动方面也要根据自身情况持之以恒地合理运动。

以上。"五"是每周运动应该有5天。"七"是运动时的心率达到170减年龄，如现在40岁，运动时的心率为170减40，是130，要达到这个心率。坚持这个运动原则就能把体内尤其是肝脏的脂肪消耗掉。需要注意的是运动时的心率还是要根据个体差异来定，如果年龄很大又有很多疾病，就不适合做剧烈的运动，建议做缓慢的运动，这时候的心率就不一定达到170减年龄。如有心脑血管的疾病，不适合做剧烈的运动，散步这种强度的运动比较好。对于没有心脑血管疾病但有脂肪肝的年轻人，尽量按照有氧运动的原则进行运动，一定要持之以恒。

3. 药物治疗要因人而异

小张体检时被查出患有脂肪肝，于是去医院就诊。但是医生却什么药都没给他开，只是建议他注意饮食，加强运动。这到底是为什么呢？

专家提示

很多患者到脂肪肝门诊或消化科看病，医生会先建议如何控制体重、如何运动、怎样进行饮食的调整，患者觉得有些奇怪，为什么不用药物。其实，脂肪肝一旦确诊后，首先要经过3～6个月的基础治疗，基础治疗主要就是指饮食和运动。如果改善不好，再用药物治疗。脂肪肝尤其是非酒精性脂肪肝的治疗主要就靠饮食和运动，按医生的要求去做3～6个月，一般会有好转，如果没有明显的改善才会考虑药物治疗。所以要更正一种观点，不是只靠吃药才能治病，有时不吃药也能治病，而且能把病治得更好。

有些脂肪肝患者伴有高血脂，一般情况下要适当给患者用降脂的药物。但是降脂的药物有可能损害肝脏，所以服药期间要重视定期检测肝功能。如果脂肪性肝炎患者转氨酶高，经过适当运动还是不能好转，医生会开一些保肝的药物。另外，伴有高血压或糖尿病的脂肪肝患者要积极控制血压和血糖，这些因素综合在一起治疗才能使脂肪肝得到改善。

很多药物可能对肝脏有损害，确诊为脂肪肝以后，医生会建议患者首先用饮食和运动的方法治疗。在饮食和运动疗法不能明显改善脂肪肝的情况下，医生才会考虑进行药物治疗。

第四十八章

读懂体检中的肝功能指标

讲解人：贾继东

首都医科大学附属北京友谊医院肝病研究中心主任、主任医师

＊哪些指标反映肝脏的健康状况？

＊转氨酶明显异常说明什么问题？

＊转肽酶与儿童健康有什么关系？

　　体检中常见的肝功能指标异常预示着身体出现了怎样的危机呢？肝功能指标异常、数值超出或低于正常值，又该如何解读？首都医科大学附属北京友谊医院肝病研究中心主任、主任医师贾继东，教您如何读懂体检中的肝功能指标。

＊肝功能指标之转氨酶

1. 转氨酶升高是肝脏出现异常的信号

　　张先生今年30岁，在一家公司上班，身体一直不错。参加公司组织的体检后，他却愁眉不展。体检报告上显示，他的转氨酶指标高出正常值近8倍！这下可把张先生给急坏了。

专家提示

　　转氨酶是肝功能检查里最重要也是最常见的项目，所以大家对这个词相对比较熟悉。转氨酶是反映肝脏是否受到损害的指标。因为肝细胞被破坏后，酶会释放到血液里，所以当血液检查显示转氨酶水平很高时，就看出

肝脏已经有损害了。这位患者的转氨酶已经超过正常值的8倍，可见是急性肝损害。导致转氨酶升高的原因很多，有可能是病毒性肝炎，也可能是服用药物引起的，还可能是其他各种各样的原因。一般情况下，肝功能检查不会只检查转氨酶，至少还有胆红素、白蛋白、碱性磷酸酶、转肽酶项目等，这些检查结合起来才能作为临床诊断的依据。

转氨酶升高是肝功能出现异常的信号，但是它并不能说明是什么原因造成了肝脏的损害。我们最常见的肝损害——病毒性肝炎，就有甲、乙、丙、丁、戊等类型，会造成转氨酶升高。如果没有这类原因，医生就会询问患者是否服用过某些药物，不管中药、西药还是偏方、验方，都有可能会引起肝损害。另外，过度肥胖也可以引起转氨酶升高。全身肥胖，特别是腹部的肥胖更容易导致脂肪肝，这种情况下转氨酶会升高，但是一般不会升高到特别严重的程度。

2. 谷丙转氨酶、谷草转氨酶

证明肝脏损害最特异性的指标还有谷丙转氨酶，因为肝脏有轻微损害时一般都会表现为谷丙转氨酶升高。谷草转氨酶在肝细胞里叫细胞器，是细胞里的一个小零件，当肝脏损害稍严重一点儿时才会释放出来。一般来看这两个指标的比值，绝大部分肝损害都是谷丙转氨酶的值大于谷草转氨酶。如果谷草转氨酶的值大于谷丙转氨酶时就要考虑以下几个问题：第一，是不是肝脏损害。因为肌肉、心脏损害也会引起谷草转氨酶的升高。第二，确实是肝脏损害，这时医生可能就会认为肝脏损害程度比较严重。因为谷草转氨酶释放出来，说明细胞里面小零件也已经被破坏了。但是喝酒的人比较特殊，如果转氨酶高一般都是谷草转氨酶大于谷丙转氨酶，这个相对

肝功能检查中的转氨酶指标是说明肝脏损害程度的指标，可因为肝炎、脂肪肝和服用药物等原因引起它的升高。当转氨酶有所升高时，就需要对自身健康，特别是肝脏健康有所关注了。

转氨酶明显异常升高，达到正常值的2倍以上，必须要追查原因，不可置之不理或自行吃药解决。

更复杂一些。看这两个的比值大概可以判断是什么原因引起的肝脏损害，对确诊肝损害类型以及需要再做哪些辅助检查项目是很有帮助的。转氨酶明显异常时，比如正常值是40，如果患者是80以上，特别是经过复查以后数值还高，就一定要去追查其他的原因，而不能忽略它，也不能简单地吃点儿药解决。

*肝功能指标之转肽酶

1. 转肽酶是反映肝脏急性损坏的重要指标

转肽酶是在比较全面的肝功能检查里包括的，主要是反映肝脏损害程度，但是它的意义和转氨酶是不一样的。转氨酶主要是反映肝损害，特别是急性肝损害，而转肽酶反映的问题比较多。第一，饮酒的人转肽酶比较高。第二，用药。有些药物对肝有损害也可以引起酶的升高。第三，如果肝上长了肿瘤，转肽酶可能也会升高。所以转肽酶高需要考虑的问题就更多一点。但是临床上最常见的是喝酒、用药、脂肪肝引起的。如果转肽酶升高，一般医生会问患者病史，如饮酒、药物史，医生还会通过超声显像看胆管是否通畅，有没有长什么东西，有没有占位，至少要做这些检查才能大概把升高的原因找到。

转肽酶是反映肝脏急性损坏的一个重要指标，大量饮酒、服药、肝脏长有异物等因素都会引起升高。当这项指标升高时，可在检查后的2～4周再进行复查，以确定转肽酶升高的原因。

转氨酶的升高和转肽酶的升高如果不是特别严重的，建议2～4个星期以后再去复查。因为紧接着第二天去复查，如果是轻微的肝损伤，包括由运动量大、没休息好、饮食问题等引起的，肝脏可自行恢复，但是很多其他因素引起的肝损伤短时间内难以恢复，检查结果无法准确判断升高的原因。转氨酶数值一般在2倍以内的升高叫轻度升高；2～5倍的升高叫中度升高；5～10倍的升高叫严重的升高或者明显的升高。明显的升高，主张马上到医院就诊，特别是转氨酶升高一定是有急性肝损害，这是非常明确的。这时候需要进一步检查，甚至有些患者可能需要住院治疗。

2. 转肽酶与儿童的关系

儿童的疾病原因和成年人有很大的不同，小儿肝功能指标的正常值大概和成年人基本相似，只有一个有区别的，就是碱性磷酸酶。碱性磷酸酶不仅肝脏里有，骨头里面也有，还有其他地方也有。儿童从几岁到十几岁的生长期，骨头生长的时候酶也高，所以酶的正常值比成年人高，其他的酶与其他的指标基本和成年人是一样的。如果有异常，建议做比较系统的检查，因为碱性磷酸酶和转肽酶都能反映胆道的损害。

* 肝功能指标之甲胎蛋白

李女士最近一段时间总是感觉自己的肝部有些不舒服，而且还有疼痛感。她到医院进行检查，发现她的甲胎蛋白值有所升高。医生建议她进行进一步的检查，最终的结果是李女士最不想看到的肝癌。

专家提示

甲胎蛋白和肝癌有很大的关系，但不是必然的关系，百分之五六十甚至百分之六七十的肝癌患者甲胎蛋白是高的，但有百分之三四十的患者虽然有肝癌，但甲胎蛋白却不高。甲胎蛋白很高的人，首先考虑的就是肝癌，但是也有一少部分甲胎蛋白高不一定是肝癌，可能是别的原因引起的，所以这个不是完全对等的关系。在什么情况下会出现甲胎蛋白很高却不是肝癌的情况呢？如在妊娠期，在怀孕期如果孕妇检查甲胎蛋白有可能是高的，

由于转肽酶也存在于骨骼当中，处于生长发育期的儿童，转肽酶通常会有所升高，如果未伴随其他肝功能指标的异常，就不必过于关注孩子转肽酶升高的情况。

甲胎蛋白是肝癌的一个特定肿瘤标志物，但与肝癌的发生也不是完全对等的关系。如果甲胎蛋白值没有出现持续地升高，不用过度担心肝癌的发生。

这个比较特殊，妇产科医生和消化肝病科医生可以共同来解释。另外，其他部位有肿瘤时甲胎蛋白也会增高，特别是泌尿生殖系统的肿瘤，包括妇科的肿瘤，还有极其少见的情况下有肺部的肿瘤时甲胎蛋白也是高的。此外，如果什么原因都没找到，就是甲胎蛋白特别高，经过CT、核磁共振检查，全身都没有发现肿瘤，观察几个月甚至一两年又降下来了，这种病例也有，但是非常少。

* 冷静面对血管瘤、囊肿

王女士前不久在一次体检中发现自己的肝部有异常。医生建议她到医院进一步检查。通过B超检查发现，她的肝部存在一个血管瘤，体积很大，已经压迫了胆囊，需要立即进行治疗。

专家提示

肝血管瘤是良性肿瘤，它生长得非常缓慢，不会因为血管瘤使患者的健康和生命受到特别大的损害。B超发现最常见的问题就是囊肿、血管瘤、脂肪肝。血管瘤实际上是一团血管造成占位的东西，B超显现一般是很亮的。囊肿是水泡，在B超上看是黑洞。血管瘤和囊肿一个是亮的，一个是黑的，但这两个都是良性的，都不是真正的肿瘤。患有血管瘤、囊肿的患者大部分状况都是良好的，但是也有例外，比如瘤子压迫到肝门或者肝脏其他地方，这种情况下就需要去医院治疗。但也不用特别担心，它们是良性的东西，如果是囊肿可以切除，也可以给它穿刺硬化。要是血管瘤可以切除，也可以介入治疗，把血管给堵上，使它慢慢地坏死。对于囊肿来说，绝大部分是可以通过不是真正的手术就可以解决。也就是在B超引导下用针把水抽出来，然后打进去一些无水酒精，使它里面的壁慢慢坏死就行了。但是如果它复发得很快，抽水以后它还长或者是多发性的，水抽不尽又压迫周围组织，就要做小手术，把它开疮，水流到肚子里面就自行吸收了，这是微创的手术。

* 肝功能指标之胆红素

胆红素也是肝功能里面最常用的指标之一。一般测两个，一个是总胆红素，一个是直接胆红素。这两个一减又得出间接胆红素，所以一共是三个。胆红素是反映肝脏损害的指标，如果转氨酶高，胆红素也很高，说明肝损害严重。另外一种情况，胆红素是从胆汁里面排泄出来的，如果胆道里面有破损、堵塞，胆红素也会高，所以胆囊里面有结石掉到胆管里面把胆管堵了，也会引起胆红素高。还有少见的情况，不是肝脏疾病，如血液系统有毛病，红细胞破坏得多，红细胞破坏以后就产生胆红素。

* 肝功能指标之凝血酶原

凝血酶原简称 PT，是反映肝脏合成功能的指标。在手被划破时，血可以止住，一个是因为血小板，另一个原因就是凝血酶原。凝血酶原能促进血液凝固。凝血酶原是肝脏产生的。肝脏受损害，特别是严重受损害的时候，凝血酶原合成能力就降低了，所以它间接反映肝脏受到损害的程度，或者还剩余多少功能。如在急性肝衰竭的时候，转氨酶成百上千，胆红素很高，反映出肝损害很严重。如果转氨酶和胆红素的指标高、凝血酶原指标是正常的就不那么可怕，因为肝损害虽然很严重，但还能保证基本的功能。如果在酶的指标高的同时，这个指标

在肝脏的 B 超检查中，常出现的异常情况是肝部囊肿和血管瘤。这两个疾病都是良性的，不必过度担心，但是最好通过医生的诊断，看是否需要进一步治疗。

特别低，医生就会更加担心。因为凝血酶原指标异常反映了两种情况：一种情况是急性肝衰竭，另一种情况是慢性肝硬化。肝脏就像耗竭的油灯一样逐渐地失去功能，这个指标也会逐渐地降低。比如今年肝脏功能有 60%，明年剩 40%，后年只剩 30%，这个指标是反映肝脏还剩多少功能的指标。

* 肝功能指标之白蛋白

血清里的白蛋白也是肝脏制造的，它也是反映肝脏功能的指标。如果有肝脏损害，特别是有肝硬化，白蛋白也是会降低的。有很多人有肝硬化腹水，其原因之一就是白蛋白太低。这个指标也是非常重要的，但是它不太敏感，肝损害的急性期和早期可能不会降低，除非特别严重的损害才会降低。肝硬化发生后，随着病情加重，白蛋白指标会降低，这也是非常值得关注的指标。

胆红素、凝血酶原和白蛋白是判断肝功能是否受到损害及损害程度的重要指标，也应引起足够重视。

第四十九章

给肝脏减减肥

讲解人：贾继东

首都医科大学附属北京友谊医院肝病研究中心主任、主任医师

* 脂肪肝的后果严重吗？

* 明确诊断脂肪肝有哪些手段？

* 确诊为脂肪肝后，肝功能还可以恢复吗？

　　体型的变化为何会给健康带来如此巨大的隐患？一种常见的疾病为何造成的后果却十分凶险。首都医科大学附属北京友谊医院肝病研究中心主任、主任医师贾继东，教您给肝脏减减肥。

* 脂肪肝可能发展成肝癌　要引起高度重视

　　孟先生今年 30 岁，参加公司组织的体检时被查出患有重度脂肪肝，并且有一定的肝硬化迹象，医生建议他立即减肥并接受治疗，否则会威胁健康，甚至危及生命。

专家提示

　　传统医学认为脂肪肝是良性疾病，但是现在发现如果脂肪肝特别严重，特别是伴有炎症即脂肪性肝炎的时候，时间一长，有一部分患者会转成肝硬化，甚至有少部分患者还会发展成原发性肝癌。这种情况在欧美发达国家已经越来越多，我国也开始出现，要引起重视。脂肪

脂肪肝是脂肪在肝脏内大量堆积引起的，脂肪肝严重时可导致肝硬化的发生，继而引发肝癌。

肝可能引发肝硬化甚至肝癌，威胁生命。

* 脂肪肝的形态和症状表现

正常肝脏的形状比较圆润、色泽也比较红润。而患了脂肪肝肝就会变大，可以形象地理解为油多，显微镜下能看到白色的油花，医生称它为脂滴。病情发展到肝硬化时肝脏反而缩小了，老百姓俗话叫抽抽了，它里面都是疤痕，显微镜下能看到蓝绿色的部分，实际上是疤痕，就像皮肤的疤痕或者叫瘢痕。肝硬化是医生最不愿意看到的，因为到这个阶段就很严重了。脂肪肝在比较重的程度下分两种情况：一种情况是患者什么感觉都没有，体检时才发现；另一种情况是肝区不适，患者也说不上具体哪一块疼，就是整个肝区觉得不舒服，或者全身没劲、乏力，整个人体力和精力都大不如前。但这是非特异性的症状，也就是说很多病都可以有这样的表现。

* 警惕脂肪肝的发生

医生依靠经验和概率分析可以初步判断脂肪肝。例如，看到一个人很胖、肚子很大，这样的人不用做 B 超就能看出，90% 以上有脂肪肝，至少有轻度脂肪肝；还有一类人经常喝酒，每天喝半斤以上白酒，连续喝很多年，也可能有脂肪肝，甚至到了肝硬化等更严重的阶段。一般到了肝硬化的阶段，患者会出现肝掌。肝掌的表现是大鱼际、小鱼际两边红，中间不红，加压后变成苍白色，解除压迫后又呈红色。另外，当颈部和前胸出现蜘蛛样血点时，也要警惕脂肪肝的发生。

脂肪肝刚发生时往往没有症状出现，严重时可导致全身乏力、肝区不适，有的人还会出现肝掌或蜘蛛痣等情况。

当您手掌大鱼际、小鱼际部位发红，而手掌心颜色正常时，一定要警惕是否患上了脂肪肝，而且可能是脂肪肝发展到比较严重阶段的表现。另外，当颈部和前胸出现蜘蛛样血点时，也要警惕脂肪肝的发生。

* 脂肪肝的诊断和患病原因

1. 明确诊断脂肪肝

在脂肪肝的诊断上，最常用、最方便的方法是做 B 超和 CT。相对来说，CT 更准确一些，核磁共振更精确，但是医生很少为了确定脂肪肝做 CT 或者核磁共振，因为在一般情况下 B 超就能看出脂肪肝。不过对于特别轻度的脂肪肝，如果在早期看不出来，就需要提取肝组织血，扎一根针到肝脏里面取出一点肝组织，切成片在显微镜下观察，这是最准确的，也叫金标准。

2. 脂肪肝的患病原因

脂肪肝的患病原因主要有两个：第一是肥胖，第二是大量喝酒。有部分患者可能既不肥胖也不饮酒，患病原因可能包括长期吃某些药物，例如四环素类，可以引起脂肪肝；还包括一些少见的遗传代谢性的疾病，也可以引起脂肪肝，不过占的比例是很少的；或者糖尿病患者、血脂异常的患者，他们更容易出现脂肪肝。

* 脂肪肝是否可以恢复

自从孟先生被诊断出患有重度脂肪肝后，他开始配合医生积极治疗。为了防止肝脏纤维化加剧，他每天坚持服用抗肝纤维化和保护肝脏的药物。另外，还坚持每天锻炼身体以控制自己的体重。通过一段时间的治疗后，他的病情得到了控制。

专家提示

脂肪肝是可以逆转和恢复的。只要在处于早期肝硬化阶段的时候，把患病原因找到，进行纠正，是可以恢复的。例如，大量喝酒的人没到肝硬化阶段或处于很早期的肝对于脂肪肝的治疗来说，药物只能起到辅助作用，关键在于患者控制自己的饮食、增加运动量。只要做到以上两点，即使是重度脂肪肝甚至是早期肝硬化，肝脏功能都有可能得到恢复。

硬化阶段，只要彻底戒酒，经过几年的时间脂肪肝会消失的；肥胖的人只要减10%的体重，肝功能会有所改善，同时肝脏里面的脂肪会减少，如果能继续控制，甚至能恢复到基本正常或者正常。虽然从理论上讲，很多药可以减轻脂肪肝、保肝，如果不从患病原因入手，药物几乎都是没用的。在戒酒、控制饮食和运动的基础上吃药是有些帮助的，但是不合理饮食、不控制体重，吃药基本没用，因为药只起到辅助作用。孟先生就是通过改善生活方式外加药物辅助才很快恢复了健康。

* 缓解脂肪肝

李女士今年55岁，5年前被诊断出患有中度脂肪肝。从那时起，她便在医生的指导下控制自己的饮食，少吃油腻的食物，控制每天摄入的热量，并且每天坚持锻炼身体。就这样不到两年的时间，李女士的脂肪肝竟被彻底地消除了。

专家提示

脂肪肝患者的饮食原则首先是控制食物摄入的总量，同时要减少高脂、高热食物的摄入。另外，适当增加维生素B和维生素E的摄入。在调整饮食的基础上坚持运动，并且每3个月到医院对脂肪肝的情况进行一次检测。这些做法对缓解脂肪肝可以起到积极的作用。

对于脂肪肝患者来说，要注意以下几点：第一，总热量要降低，饭量要减少，不管什么东西都要少吃。第二，甜食、油腻的食品、动物内脏尽量少吃，尤其不要吃含有反式脂肪酸的食物。第三，蔬菜和纤维多的食物主张多吃，还有含维生素B、维生素E多的食物要多吃一些，因为这些元素有辅助治疗脂肪肝的作用。第四，饮食调整的同时要多运动。第五，在控制饮食和合理运动的基础上，坚持每3个月去医院对脂肪肝进行一次检测。

第五十章

保卫人体"化工厂"

讲解人：贾继东
首都医科大学附属北京友谊医院肝病研究中心主任、主任医师

﹡肝癌早期有症状吗？

﹡肝癌的治疗有什么方法？

﹡如何预防肝癌？

　　肝癌是发病率很高的癌症，在人们的生活水平日益提高的同时，肝癌的发病率也逐渐上升。肝癌的致病原因有哪些？该如何诊断治疗？怎样在生活的一点一滴中保卫肝脏？首都医科大学附属北京友谊医院肝病研究中心主任、主任医师贾继东为您讲解。

﹡ 导致肝癌的原因

　　饮酒、肝炎、家族病史是导致肝癌的三个重要原因。不同的国家肝炎发病类型是不一样的，例如，日本以丙型肝炎为主；我国排第一位的是乙型肝炎，第二位的是丙型肝炎，其他类型的肝炎占比较少。任何原因引起的肝硬化都可能导致肝癌的发生，但是占的比例相对较低。肝癌跟家族病史也有一定的关系。但这并不是说家里有患肝癌的人就一定会得肝癌，只是说有家族病史的人发生肝癌的概率会大一些。喝酒、乙型肝炎感染的人群是我国的高危人群。

　　肝癌发病率男性相对高于女性，其中有两个原因。

肝癌的发病原因主要有长期饮酒、乙型肝炎和家族病史，其多发生于中老年男性人群。

第一是男性喝酒的比较多。第二是与激素有关，女性的雌激素对肝癌等肝病有一定的保护作用。肝癌多数情况下是在肝硬化基础上发生的，而肝硬化是渐进的过程，它的发生、发展可能需要十年、二十年或者更长时间，所以一般中年以上的人群发病比较多。不患肝硬化，直接患上肝癌的也有，但是很少。肝癌的发病年龄越来越低是跟平时吃的东西有关系。发霉的粮食吃了容易致癌，特别是发霉的玉米、花生等，因为这类东西含有黄曲霉毒素，黄曲霉毒素可以致癌。假如一个人有乙型肝炎，又经常喝酒，再吃发霉的粮食，就更容易引发肝癌。

＊肝癌早期的症状

肝癌早期的时候没有任何表现，随着疾病的进展才会出现一些症状。如果肿瘤比较大，会出现全身乏力、消瘦、食欲不振的表现，以及任何严重症状都可以出现。比较有特异性的症状是肝区不舒服、疼痛，而且疼得比较厉害，晚上都可能疼醒，还有腰背疼。如果本来就有肝病，一段时间肝区疼得很厉害，夜里睡觉都能疼醒，这时就需要警惕肝癌了。一般出现这些问题时，肿瘤的可能性就相对较大了。肝癌的早期没有任何表现，只能通过定期地检查发现。

虽然早期肝癌往往没有明显症状，但是有时也会出现食欲不振、厌油腻和消瘦等情况，所以要在生活中加以警惕。对于肝癌的危险人群来说，要每半年做一次甲胎蛋白检测和B超检查，以便及早发现及早治疗。

肝癌和其他肿瘤不一样，肝癌是有比较明确的危险人群的。危险人群一定要定期去医院检查。有乙型肝炎病史的患者、长期患乙型肝炎的患者、有长期饮酒史并引起肝硬化的患者，特别是家里有肝癌家族史的患者或者其他原因引起肝硬化的患者，建议每隔半年去医院做甲胎蛋白检测和B超检测。在定期检查中发现的疾病，一般病情都在早期，肿瘤都比较小，目前有很多治疗手段可以实施。

*肝癌的检查手段

王先生在前不久的一次体检中，被查出自己的甲胎蛋白值偏高，医生建议他到医院进行进一步的检查以确定病情。王先生随即来到医院，医生给他做了CT、血液生化、B超等多项检查，最后的结果证实王先生患上了肝癌。

专家提示

定期的抽血检测、B超检测，如果发现肝脏有占位性病变，要做增强CT或者增强核磁共振，经过这样的检查大部分患者就能够被确诊。肝癌有典型的影像学改变，再加上血液的化验，一般可以确诊病情。B超检查，2厘米以上的肿瘤比较有把握显现，1厘米的肿瘤需要B超机器性能比较好、医生操作比较熟练、患者自身不胖、肚子里面气不太多，在各种最理想条件下才能发现。要想诊断肝癌必须打造影剂，因为肿瘤里面血管比较多，而且都是动脉血管，医生把造影剂打到静脉，通过血液回流经过心脏，从心脏再出来，到达肿瘤的位置。

在美国，医生认为1厘米以上的肿瘤一般用B超、CT、核磁共振这些影像技术就足以诊断病情。对于比较小的，能看见但是看不清楚的，比如1～2厘米的肿瘤主张做穿刺，穿刺也跟技术有很大关系，可以在B超引导下穿刺，也可以在CT引导下穿刺，但前提是一定要穿得准。经过研究发现，接受穿刺的人和没接受穿刺的人癌症转移率没有差别，所以可以放心地做穿刺检查。

肝癌的诊断方式有很多，血液检查、增强CT、核磁共振或者B超、穿刺等都可做出明确诊断。

* 肝癌的治疗方法

治疗肝癌的方法有很多。第一个方法是外科的切除，小的肿瘤（5 厘米以下），患者的肝脏本身比较好，有肝硬化但是不严重，就能经得起切除，切了是最好的办法。第二个办法是肝移植，肿瘤不大，但是肝脏功能已经不行了，经不起切，需要把整个都换掉，建议做肝移植。前提是肿瘤不大，太大了做肝移植也没有意义。第三个方法是局部消融，就是把肿瘤烧掉，插一根针到肿瘤细胞里面，通过微波或者射频把肿瘤烧焦。但是前提也是肿瘤不太大而且能够准确找到。第四个方法是往大腿根部的动脉插管子，插到肝动脉再插到肿瘤的附近，堵住动脉血供，堵死了就等于把肿瘤饿死了。饥饿疗法并不是人饿着不吃饭，而是阻止肿瘤的血供，让肿瘤细胞坏死。第五个方法是针对中末期的肝癌患者，主要采取姑息治疗，就是给患者镇痛，营养医学叫改善生活质量。化疗和放疗的方法对于肝癌都不合适。

肝癌的治疗要根据患者的具体情况而定，如果肝癌较小时，可采用外科手术切除。如果肝癌发展较为严重时，则要考虑其他的治疗方式，如肝移植或者射频消融。

* 肝癌的预防

我国从 1992 年就开始给所有的新生儿普遍接种乙型肝炎疫苗，经过多年的努力，现在我国乙型肝炎表面抗原阳性率由 9.75% 下降到 7.18%，整个人群当中乙型肝炎患者少了，发展成慢性肝炎、肝硬化、肝癌的自然也就少了。而且小年龄组人群里面的肝癌患者已经减少了，这就是预防的收效。普通人注射过乙型肝炎疫苗以后不需要专门去复查要不要加强预防，除非是特殊需求，如医生、护士或者有某种疾病需要经常去医院接受注射、需要在别人的血液暴露的环境中工作的人，他们需要定期地检查,加强预防。如果已经感染乙型肝炎,可以注射感染素类的药物使乙型肝炎得到稳定控制。有一部分人需要长期地口服抗病毒药物,这些药物很难把乙型肝炎彻底治愈,但是能使乙型肝炎得到良好的控制,就像控制好高血压、高血糖可以减少心脑血管病、肾病等并发症一样,通过控制乙型肝炎病毒,可以使乙型肝炎稳定,减少肝硬化、肝癌的发生率,生活质量也随之改善,这也可以达到预防肝癌的效果。所以健康人注射疫苗是一级预防,乙型肝炎患者控制乙型肝炎病毒我们称为二级预防。

第五十一章

杯酒当"割"

讲解人：张强、陈京龙

张　强　首都医科大学附属北京地坛医院骨科主任、主任医师

陈京龙　首都医科大学附属北京地坛医院肿瘤内科主任、主任医师

> * 肝硬化的早期表现有哪些？
>
> * 酒精性肝硬化有哪些危害？
>
> * 如何判断自己的肝脏是否受到损害？

七旬老人突发疾病，原因竟与年轻时喝酒的嗜好有关。喝酒对肝脏的伤害究竟有多大？首都医科大学附属北京地坛医院骨科主任、主任医师张强，首都医科大学附属北京地坛医院肿瘤内科主任、主任医师陈京龙给您答案！

* 重度肝病的症状

王先生今年 70 岁，老伴身体不太好，儿女又不在身边，所以家里上上下下都是他一人忙活。2010 年 6 月，王先生感觉身体不舒服，但为了照顾老伴他一直拖着不去看病。到了 2010 年 9 月，王先生的腹部开始变得越来越大，就像是怀胎 8 个月的孕妇，而且他还觉得胸闷难受，于是他来到医院就诊。经过抽血、CT 等检查，医生判断王先生得的是严重的肝硬化，情况非常危险。

专家提示

比较重症的肝病表现为面色晦暗，有些患者巩膜会出现黄疸。巩膜就是白眼球，它出现黄疸，一般就表示

患者的肝病比较严重了。王先生肚子特别大主要是因为肝硬化产生了腹水。

患者患乙型肝炎、丙型肝炎后形成的肝硬化最常见。大量喝酒、长期酗酒也会引起肝硬化。除此之外，还有药物性肝炎、血吸虫病引起的肝炎后的肝硬化等。

* 肝硬化的早期表现

2006 年的一天，王先生中午吃饭时照常倒了 150 克白酒，平时这点酒根本不在话下，可这次他还没喝完就感到腹胀。后来的 3 个月里他时常感觉乏力，打不起精神，开始还以为是在家里忙前忙后累的，可是没想到他竟开始发起了低烧。王先生怀疑自己得了什么病，于是来到医院就诊。经过检查，医生确诊为酒精性肝硬化。王先生早期出现的腹胀、乏力等症状是否就预示着肝脏出现了问题呢？

专家提示

有些肝硬化早期的时候没有症状，逐渐发展到重度肝硬化时会有体重减轻、发烧、牙龈出血、鼻腔出血等情况。像腹胀、腹水这些情况，要给予利尿治疗，输用人血白蛋白，也可以用消炎药和其他保肝的综合治疗来防治肝硬化。

* 长期酗酒更伤肝

每天喝 100 ～ 150 克白酒，连续喝 5 年以上就会引起明显的酒精性肝病。如果每天喝超过 80 克的酒，连续喝 2 周以上就会引起明显的酒精性肝病。酒精对人的肝细胞有较强的毒性。首先，酒精可以引起酒精性脂肪肝，会损害肝脏对蛋白质和脂肪代谢的代谢功能，导致人体长期喝酒会引起酒精性肝病。饮酒对女性肝脏的伤害比对男性肝脏的伤害大。

缺乏蛋白质和脂肪。脂肪肝可进一步发展为酒精性肝炎，进而发展为酒精性肝硬化，这样就形成了"三部曲"。也有一些患者酒精性脂肪肝、酒精性肝炎、酒精性肝硬化三者重叠发生。一般来说，一次大量饮酒，如喝啤酒一次超过 5 瓶、喝白酒超过 200 克就会对肝脏造成比较大的伤害，能引起严重的酒精中毒。长期连续喝酒超过 5 年的，造成的损伤比间断性饮酒的伤害还要大。女性饮酒对其肝脏的影响比男性饮酒对其肝脏的影响更大。

* 酒精性肝硬化易造成骨质疏松

2011 年 1 月 14 日，王先生再次感到身体乏力、发烧，并出现了严重的腹胀，更糟糕的是他还感到了持续的腰部疼痛。于是他又来到医院检查。诊断结果很快出来了，医生确诊他为酒精性肝硬化合并胸椎及腰椎的压缩性骨折。这突如其来的骨折并不是偶然，而是与王先生的重度肝硬化相关。

专家提示

导致胸椎、腰椎骨折的原因是骨质疏松。骨质疏松会引起人的营养代谢功能减弱，维生素 D 会明显减少，钙质就会很难吸收，这会造成骨密度的降低，还会造成骨质的流失。腰椎骨质疏松以后就像空的易拉罐，一捏就会扁掉，装满的易拉罐是很难捏扁的。

王先生这次胸椎、腰椎的骨折跟他的酒精性肝硬化是有直接关系的。酒精性肝硬化造成的骨质疏松压缩性骨折是一个严重的并发症。通常情况下，慢性肝病导致的骨营养病的发生率是 12% ~ 55%，主要以骨质疏松为主，而骨折则多发生在胸椎、腰椎。

* 酒精性肝病须戒酒

王先生因为重度酒精性肝硬化引起了严重的并发症，导致胸椎、腰椎压缩性骨折，经过手术已无大碍。但就在 2011 年 4 月 18 日，因为病情危急，他住进了 ICU 病房。这是否意味着王先生的病情更加严重了呢？

专家提示

王先生病情危急是因为酒精性肝硬化引起了严重的贫血。引起贫血有两个原因，一个原因是长期营养不良，缺乏叶酸和维生素 B_{12}，这样会引起贫血。另一个原因是酒精性肝硬化患者的红细胞脆性特别大，肝硬化由脾脏可以破坏红细胞，这样也会引起严重的贫血。对于酒精性肝病患者来说，一是必须戒酒，二是要定期到医院就诊，三是不可以太劳累，四是出现发烧或者身体不适要尽快到医院就医。

酒精性肝病必须戒酒。如果发现身体不适，必须尽快就医。

* 您的肝脏是否已经受到损伤

如果有以下几种情况，您的肝脏可能已经受损。第一，酗酒。酗酒指的是每日的饮酒量为 5 瓶或者 5 瓶以上啤酒，因为这代表着每天摄入的乙醇量超过了 80 克。第二，长期饮酒史。如果饮酒史长达 5 年，长期饮酒且每天超过 40 克（女性超过 20 克），这样会引起酒精性的肝病。就症状来说，一是有没有明显诱因的乏力；二是是否腹胀，尤其是饭后是否有更明显的腹胀；三是是否食欲不振，食欲减少；四是是否感到肝区不适，出现低烧的情况。如果有以上提到的生活习惯，同时还出现上述症状的话，肝脏可能已经出现了损害。

第五十二章

为肝脏减压

讲解人：李常青
首都医科大学附属北京地坛医院肿瘤介入科主任、主任医师

* 便血为何跟肝脏有关？

* 患者为何无法进行肝移植？

* 如何在生活中保肝护肝？

他只喝了100克白酒却为何便血不止？消化道出血、脾脏肿大、腹水预示着什么样的疾病？如何消除肝硬化严重的并发症，我们该怎样保肝护肝？首都医科大学附属北京地坛医院肿瘤介入科主任、主任医师李常青为您解答。

* 便血为何跟肝脏有关

家住北京密云的武先生今年53岁。他开了一家汽修店，生意做得很好，平时应酬也很多，经常和朋友喝上几杯。在5年前的一天，他和朋友喝完酒，刚回到家就觉得腹部一阵疼痛，如刀绞一般，痛得他大汗淋漓。他以为是喝酒伤到了胃，吃了一些缓解胃疼的药便休息了。可是第二天早晨上厕所的时候，让他目瞪口呆的一幕发生了，他竟然便血了。经过检查，医生发现武先生除了有消化道出血的症状外，还有脾脏肿大的现象，而这些症状都是由于他患上了一种严重的疾病——肝硬化所致。武先生在医院进行了一个月的相应治疗后，病情得到了

控制，他便回家继续用药物控制，并且滴酒不沾了。可是过了几个月，他上厕所的时候又出现了便血，这让他心里十分忐忑。他再次来到医院，经过检查发现，他的肝硬化已经到了中晚期，并且出现了严重的腹水和消化道出血。那么，医生将对武先生采取怎样的治疗呢？

专家提示

武先生检查时做了胸部X线摄影检查，提示右侧胸前已经有积水，B超和CT都提示腹腔里有大量积水。肝硬化中晚期，通往肝脏的唯一管道门静脉压力会增高。门静脉是人每天三顿饭所吸收的全部营养物质输出、合成代谢和解毒的唯一通道，当肝脏逐渐硬化的时候，血液出肝就会发生困难。出肝困难的时候，门静脉的血液压力会逐渐地增高。原本50%～70%的脾脏中的血要入肝脏参与门静脉的血供，当门静脉压力高的时候，压强会向各个方向传导。脾脏增大是由于门静脉压力升高，脾脏的血想入肝入不进去，脾脏中的血处于淤积的状态，长此以往，脾脏就因淤血充血而变得肿大。所以，没有肝病的人脾脏一般不会增大。还有一条血管是通往人的胃和食道的。同样的原理，当肝硬化没有得到遏制，病情还在进展，门静脉压力逐渐增高的时候，终究会出现血管被淤积的血液撑爆的情况，这时就表现为出血和便血。目前真正能够治好中晚期肝硬化的手段就是换肝。

* 患者为何无法进行肝移植

武先生的肝硬化已经发展到了严重的程度，要想得到彻底的治疗，必须进行肝移植手术，但是医生对他的病情进行分析后，发现他的肝门静脉已经布满了血栓，即使找到合适的肝源，也无法进行肝移植。

门静脉如果长了血栓就不能进行肝移植。

专家提示

当一个供体的肝脏移植到患者体内的时候，首先要面临一些血管的对接，而武先生正因为门静脉主干里面长满了血栓，对接的任务就很难实现，因此即使有了供肝，这个肝移植手术也很难在武先生身上实施，因此医生放弃了肝移植。

* 肝脏血管搭桥手术

当武先生感到绝望的时候，医生提到的另一种手术方案让他看到了希望。武先生要接受的手术叫"经颈静脉肝内门体静脉分流术"。医生形象地将它称作"肝脏搭桥术"，这种手术是将导丝从患者的颈内静脉穿入之后，经过右心房到肝静脉。肝静脉和门静脉之间是硬化的肝组织，在这两个毫不搭界的血管之间，强行地建立一座桥，用覆膜支架来维持通道，同时把出血的根源堵住，从而恢复肝脏的血液循环，保证肝脏向其他脏器供血通畅。

专家提示

肝脏血管搭桥手术是在 1969 年由一个叫 Rosch 的外国专家在动物身上率先实验成功的，1989 年这个技术才真正用到人身上。当时还没有支架，就用一个塑料管道实现了肝静脉和门静脉跨越连接，翻译成中文就叫肝脏血管搭桥。手术是在两个大血管之间进行的，因为它们平时并不交通，中间还覆盖着阻隔的硬化的肝组织，医生用微创的方式，不开刀就让这两个血管搭上桥，应该是在单位时间内，一部分的门静脉血就通过分流道倒流引走了，这样门静脉里边的水位就迅速地下降。不到一个小时，做胃镜观察，曲张的血管消失了。由于解决了门静脉高压的问题，因此也就解决了门静脉高压引起的腹水的问题，人体会将从血管里边渗出的腹水逐渐重新吸收进去，通过尿的方式排到体外，也达到利尿的目的，患者的生活质量就得到改善和提高了。

* 从面部和手掌发现肝病信号

在武先生第一次便血的前一段时间，他每次洗脸照镜子总会发现自己的脸色越来越不好，有点发暗。他还暗自寻思，难道是随着年龄变老，皮肤也日渐晦暗了？当时他也没放在心上。这次发病后，了解了很多关于肝病的常识，他才知道原来肝硬化的早期表现就写在脸上。那我们又该如何辨别肝硬化的早期信号呢？

专家提示

长期急慢性肝病的患者有肝病的面容，表现为面部的皮肤晦暗、没有光泽。手掌的大鱼际和小鱼际有很多发红的地方，也就是肝掌。面色晦暗，上下腔静脉引流区域能看到蜘蛛痣。

> 面容晦暗、有蜘蛛痣、有肝掌可能是肝硬化的信号。

* 如何在生活中保肝护肝

饮食对人体肝脏的维护是非常重要的，人们经常说疾病是三分治、七分养，可见养在疾病恢复当中占据着非常重要的地位。动物肝脏有丰富的蛋白质，还有很多人体缺乏的微量元素，尤其能够促进肝脏解毒，帮助恢复已经受损的肝细胞。蔬菜里含有丰富的维生素，其中有一个不得不说的维生素 C，维生素 C 对肝细胞细胞膜的修复以及促进肝细胞解毒都是很有帮助的。

> 饮食对肝脏的维护非常重要，三分治、七分养。维生素 C 对肝细胞的修复是很有帮助的。